JN280171

神経心理学コレクション

シリーズ編集
山鳥 重
彦坂 興秀
河村 満
田邉 敬貴

痴呆の症候学

ハイブリッド CD-ROM 付

田邉 敬貴
元愛媛大学教授・精神科神経科

医学書院

● 著者略歴
田邉敬貴 Hirotaka Tanabe, M. D., Ph. D.
1951年7月25日　高知生れ
1977年3月　大阪大学医学部卒業
1983〜96年大阪大学医学部
1996年〜　愛媛大学医学部
1986〜87年　スイス・ローザンヌ・ヴォドゥワ大学留学
日本神経心理学会理事，日本失語症学会理事，日本神経精神医学会理事，
Member of the Research Group on Aphasia and Cognitive Disorders of The World Federation of Neurology
Editorial Board of Neurocase, Oxford University Press

● 表紙絵　説明
表紙絵は，Arnold Pick の写真（Founders of Neurology）を再構成したもの。第1章を参照。（木村政司：デザイン）

痴呆の症候学 CD-ROM 付〈神経心理学コレクション〉
発　行　2000年10月1日　第1版第1刷©
　　　　2010年8月1日　第1版第9刷
著　者　田邉敬貴
　　　　　たなべひろたか
発行者　株式会社　医学書院
　　　　代表取締役　金原　優
　　　　〒113-8719　東京都文京区本郷1-28-23
　　　　電話 03-3817-5600（社内案内）
印刷・製本　三美印刷

本書の複製権・翻訳権・上映権・譲渡権・公衆送信権（送信可能化権を含む）
は㈱医学書院が保有します．

ISBN 978-4-260-11848-4

JCOPY〈㈳出版者著作権管理機構　委託出版物〉
本書の無断複写は著作権法上での例外を除き禁じられています．
複写される場合は，そのつど事前に，㈳出版者著作権管理機構
（電話 03-3513-6969，FAX 03-3513-6979，info@jcopy.or.jp）の
許諾を得てください．

序

　北杜夫の自伝的小説「楡家の人々」ではないが，筆者は1997年に他界した父の高知の精神病院の敷地の中で育ち，精神分裂病の患者さんには小さい頃より直接触れていたせいかあまり異和感がなく，そのこともあってか精神神経科の研修医時代（昭和52年）は，むしろ失語や失算などの症状に直面し脳の不思議さに驚かされた。

　当時大阪大学にもCTが導入されていたが，このCTの開発により，脳血管障害および脳腫瘍の臨床は一変し，かつ脳機能の臨床解剖学的対応の研究が盛んとなりつつあった。幸いにもこの分野の権威であり，父の先輩でもあった京都大学精神科の故大橋博司先生に昭和54年より直接ご指導いただく機会に恵まれた。また同郷の先輩である国立循環器病センターの澤田徹先生（現BF研究所）の御好意で，昭和61年にスイス，ローザンヌのヴォドゥワ（Vaudois）大学病院に留学するまで多くの高次脳機能障害例を診させていただいた。

　現在，記憶や痴呆も専門としているが，留学した頃は「痴呆と記憶の研究は泥沼」と公言していた。これは研修医の頃，洗濯機や掃除機が使えず家事に支障を来しているアルツハイマー型痴呆の女性を受け持った体験に由来していると思う。先輩から，これが構成失行，これが着衣失行等々教わり，なるほどこんな症状があるのかと思ったが，検査をしていて何かわりきれないモヤモヤとした感じをおぼえた。

　今思えば，これはおそらくは上記の失行症状だけでなく様々な高次脳機能の解体症状を彼女が有しており，加えて当惑や取り繕い反応などのため，マッチ棒を使った構成失行の検査1つをとりあげても，本当に視空間性操作能力を純粋に診ているのであろうか，と疑問を抱いたためだと思う。

　当時は未だSPECTやPETはなく，形態画像だけではアルツハイマー

病の診断は困難であった．実際，変性疾患への臨床研究が新たな展開をみせ始めたのは機能画像法が登場してからである．卒後十数年の間は，主に脳血管障害例を対象に神経心理学ないし高次脳機能症候学を学んできたが，留学後はむしろ脳変性疾患例を診る機会のほうが多くなった．

　そこで改めて"泥沼"を覗いてみると，むしろある単位的な機能が選択的に障害されることが鮮明にみえてきたり，あるいはある変性疾患に共通の特徴的なビヘイビアないし言動があることに気付かされるに至り，そこはもはや"泥沼"ではなくなった．あらためて，今は亡き恩師大橋博司先生，白石純三先生，そしてこれまで沢山のことを教えていただいた先輩，同僚，後輩の諸先生方に感謝する．

　本書では，これまで難解とされてきた痴呆疾患でみられる精神神経症候の実際を12症例を通してCD-ROMで呈示するとともに，その症候が精神神経科学的にどのような意味を持つかをできるだけ平易に，かつ実践的に解説した．そして，この症候学的理解をもとに実際の患者さんのケアに際してのポイントも解説した．

　本書が個々の患者さんの看護や介護の向上につながることを切に願うとともに，痴呆の診かたあるいは症候学を学ばせていただいた患者さん達，並びに御家族の方々に深く感謝の意を表する．

　最後に執筆を強く薦めて頂き，遅々として進まない作業に，本書表紙のカラーのワインレッドのような潤滑油を適宜注いでいただいた医学書院の樋口　覚氏に感謝したい．

2000年9月

田邉敬貴

ご注意　付録CD-ROMに収載した動画は，患者のプライバシー保護のため，映像や音声を一部修正しています．また各症例が収録された当時の撮影技術のレベルから，現在の技術をもってしても修復しきれない側面があり，画質・音質の劣化している部分がありますので，あらかじめご了承ください．
医学書院

目次

第1章 なぜ今，痴呆の症候学か …………………………… 1
- A．痴呆の背景……………………………………………… 2
  - 1) 人口の高齢化………………………………………… 2
  - 2) 原因疾患の多様性…………………………………… 2
- B．痴呆の症候学の展開…………………………………… 4
  - 1) スケールで評価されてきた痴呆…………………… 5
  - 2) 画像診断の導入……………………………………… 6

第2章 症候学理解のための機能解剖学 ……………………11
- A．脳解剖の基礎知識………………………………………12
  - 1) 後頭連合野……………………………………………12
  - 2) 頭頂連合野……………………………………………12
  - 3) 側頭連合野……………………………………………13
  - 4) 前頭連合野……………………………………………14
  - 5) 脳機能の局在と脳機能の解体………………………14
  - 6) 徘徊と周徊……………………………………………14
- B．大脳皮質の局所症状……………………………………16
  - 1) 前頭葉…………………………………………………16
  - 2) 側頭葉…………………………………………………17
  - 3) 頭頂葉…………………………………………………17
  - 4) 後頭葉…………………………………………………18
  - 5) 脳梁……………………………………………………18

第3章 脳機能の解体は言動に反映される …………………19
- A．脳の進化と発達…………………………………………22
  - 1) 系統発生………………………………………………22
  - 2) 個体発生………………………………………………22

第4章 三位一体の脳からみた痴呆の異常行動 …………25
　A．前方型痴呆と後方型痴呆の全体的行動の変容のメカニズム………26

第5章 アルツハイマー病の症候学 …………………………29
　A．全体的行動の変容……………………………………………30
　　1) 取り繕い，場合わせ反応…………………………………30
　B．単位的機能の変容……………………………………………31
　　1) 健忘………………………………………………………31
　　2) 失語………………………………………………………33
　　3) 失行と失認………………………………………………33
　　　a) 空間的失見当…………………………………………33
　　　b) 構成失行と定位障害…………………………………34
　　　c) 着衣失行………………………………………………35
　　　d) 左半側空間無視と左手の不使用……………………35
　　　e) 観念失行と観念運動失行……………………………35
　　　f) 巧緻運動の障害………………………………………36
　　　g) 鏡現象…………………………………………………36
　C．症状の動揺性…………………………………………………36
　　1) 自動性と意図性の解離の現象……………………………37
　　2) 2つの行為系―運動前野と補足運動野…………………37
　　3) 行為障害の動揺のメカニズム……………………………38
　　　a) ドライバーとパター…………………………………39
　D．精神症状………………………………………………………40
　　1) うつと妄想………………………………………………40
　　2) 幻覚………………………………………………………40
　E．非定型例ないし亜型…………………………………………41
　　1) 緩徐進行性の道具障害例…………………………………41
　　　a) 進行性孤立性健忘症…………………………………41
　　　b) 進行性後方大脳機能障害……………………………43
　　　c) 進行性失語症…………………………………………43
　　　d) 進行性運動感覚障害…………………………………43
　　2) 前頭葉早期障害例…………………………………………44

第6章　ピック病の症候学 …………………………………47

- A．全体的行動の変容…………………………………50
  - 1) 被影響性の亢進…………………………………50
  - 2) 「我が道を行く」行動 …………………………50
  - 3) 常同症状…………………………………………50
  - 4) 自発性の低下……………………………………51
- B．単位的機能の変容…………………………………52
  - 1) 意味記憶障害……………………………………52
  - 2) 失語………………………………………………52
  - 3) 失行………………………………………………53
- C．精神症状……………………………………………53
  - 1) うつと多幸………………………………………53
  - 2) 精神病様症状……………………………………53
- D．ピック病と前頭側頭型痴呆………………………54
  - 1) 概念の変遷………………………………………54
  - 2) ピック病とは……………………………………57
- E．語義失語と意味性痴呆……………………………58
  - 1) 意味性痴呆………………………………………58
  - 2) 意味性痴呆の病像………………………………58
  - 3) 語義失語…………………………………………59
  - 4) 病因………………………………………………60
- F．ピック病と脳血管性痴呆…………………………60
- G．ピック病と皮質下性痴呆…………………………62

第7章　痴呆のケア ……………………………………67

- A．ケアの基本…………………………………………68
- B．アルツハイマー病で留意するポイント…………69
- C．ピック病で留意するポイント……………………70

第8章　薬物療法と看護・介護 ………………………71

- A．診断のポイント6ヶ条……………………………72
- B．治療方針……………………………………………73

1) 薬物療法……………………………………………………………73
　　　2) 看護・介護のポイント5ヶ条…………………………………74
　　　3) 患者・家族説明のポイント……………………………………75

第9章　おわりに …………………………………………………………77

総説文献 ……………………………………………………………………79

付録：痴呆の症例集（CD-ROM 解説集）……………………………83

　A．後方型痴呆の臨床症状 ……………………………………………86
　　1) 記銘力障害〈症例1〉
　　2) 視空間性障害〈症例2〉
　　3) 着衣失行，構成失行，自己身体定位失行〈症例3〉
　　4) 取り繕い，場合わせ反応〈症例4〉
　B．前方型痴呆の臨床症状 ……………………………………………91
　　1) 「我が道を行く」行動〈症例5〉
　　2) 常同症（滞続言語），被影響性の亢進〈症例6〉
　　3) 常同症（反復言語）〈症例7〉
　　4) 手続き記憶の保持〈症例8〉
　　5) 常同症（滞続笑い），立ち去り行動，反復行為〈症例9〉
　　6) 非流暢性失語〈症例10〉
　　7) 流暢性失語〈症例11, 12〉

索引 ………………………………………………………………………105

第1章
なぜ今，痴呆の症候学か

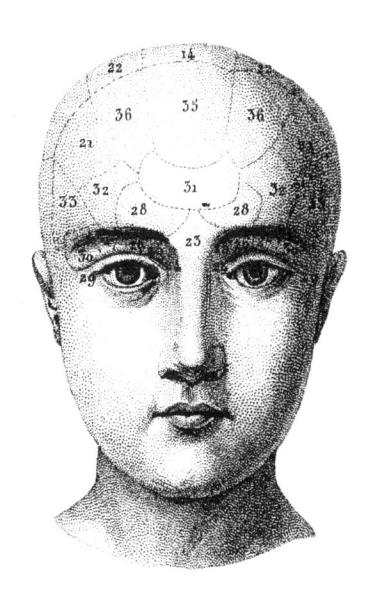

A．痴呆の背景

1) 人口の高齢化

　痴呆とは一旦獲得，成立した知的機能に欠損が生じ，それまで可能であった日常生活に支障をきたした状態である。

　21世紀の初めには人口の20％以上が65歳以上の高齢者で占められ，その内7％前後に痴呆が生じると推測されている。すなわち，老年期（65歳以上）の痴呆への取り組みは21世紀の重要な課題である。痴呆を来たす原因には様々な疾患があるが（表1），老年期の痴呆の多くは動脈硬化による脳血管性痴呆と，アルツハイマー（Alzheimer）病性変化による脳変性痴呆で占められる。

　脳血管性痴呆は脳血管障害の危険因子である高血圧，糖尿病，心疾患，高脂血症等の管理で，予防あるいは進行の防止が多少とも可能であるが，脳変性性痴呆に対しては，後述のアルツハイマー型痴呆に対する新しい薬剤が登場したとはいえ，根本的な治療的接近は未だに困難な状況にある。

2) 原因疾患の多様性

　表2は，松山市近郊の山間部地域にある人口約5千人，そのうち65歳

表1　痴呆の原因となる可能性がある病気

・根本的には治療が困難な病気
　　アルツハイマー病，ピック病，レヴィ小体病，ハンチントン病，脊髄小脳変性症などの変性疾患
・予防が重要な病気
　　多発性脳梗塞，脳出血，ビンスワンガー病などの血管障害
・治療が可能な病気
　　正常圧水頭症，慢性硬膜下血腫，脳腫瘍などの外科的疾患
　　甲状腺機能低下症，ビタミン欠乏症などの代謝性疾患
　　脳炎，髄膜炎などの炎症性疾患
　　廃用症候群（これは他の痴呆症に合併することが多いので注意が必要）

表2 痴呆性疾患の内訳

アルツハイマー病	21
アルツハイマー病＋脳血管性痴呆	1
脳血管性痴呆	28
（ビンスワンガー病）	(7)
硬膜下血腫	2
正常圧水頭症	3
前頭側頭葉変性症	2
レヴィ小体病	1
外傷性痴呆	1
廃用症候群	1
計	60

　以上の人口が約30％と高齢化の進んだ中山町で1997年から約2年間，一次調査から専門知識のある医師が携わった高齢者健康調査の一環から得られた統計で，痴呆性疾患と診断された60名の原因疾患の内訳を示したものである。アルツハイマー型痴呆と脳血管性痴呆がほぼ同数で，全体の約80％を占めるが，その他いくつかの原因疾患がみられる。

　図1は，1998年1月から1999年7月にかけて愛媛大学の精神科神経科外来を受診した変性性痴呆患者126名の原因疾患の内訳である。アルツハイマー型痴呆が多いが，表2にもみられる前頭側頭葉変性症（広義のピック病に相当，後述）や，レヴィ小体病といった他の疾患が無視できない数でみられる。

　痴呆の原因疾患としてアルツハイマー型痴呆と脳血管性痴呆以外に，レヴィ小体病や前頭側頭葉変性症といった病名が付けられるようになったのはつい最近であるが，以前にこのような疾患が存在しなかったなどとは到底考えがたい。おそらく，特に変性性痴呆疾患の多くはおしなべてアルツハイマー型痴呆と診断されてきた可能性が高い。

　このような痴呆の診断精度の向上は，もちろん神経病理学的な基盤がその背景にあるが，やはり画像診断の飛躍的発展に負うところが大きい。今や，生前にかなりの精度の臨床診断が可能となった。そして画像機器を用いた臨床解剖学的対応の検討，言い換えれば臨床の腕を切磋琢磨すること

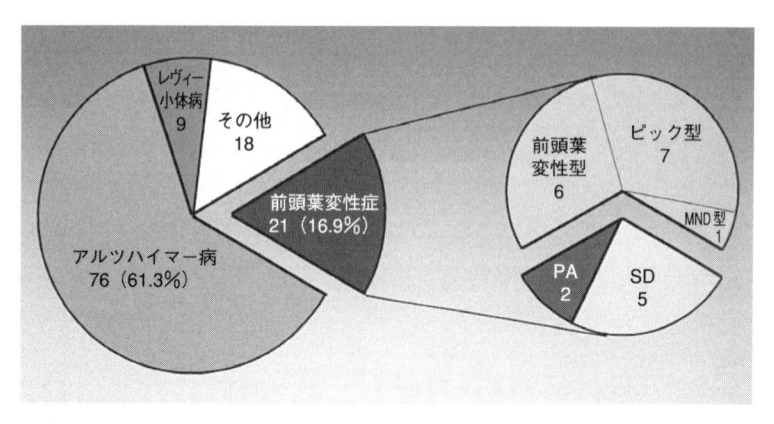

図1 変性痴呆疾患の内訳
変性性痴呆疾患患者における前頭側頭葉変性症の頻度（1996.1〜1999.7）

から，痴呆の症候学はより充実したものとなってきている。

つまり逆に画像を撮らなくても，今や患者さんを診れば十分な精度で診断が可能であるし，何よりもその患者さんが抱えた問題点を浮き彫りにできるようになっている。ただし，この痴呆の症候学的展開は，未だ実地の臨床の場に還元されているとは言いがたい状況である。筆者が本書を書こうとした意図もそこにある。

B．痴呆の症候学の展開

ほぼ一世紀前，当時脳病理学（Gehirnpathologie，今で言う神経心理学）の大御所であったウェルニッケ失語で有名な Wernicke（1848-1905）は，"老人性脳萎縮は常にび漫性で，従って巣症状は決して生じない"と主張した（サイドメモ1）。この見解を真っ向から批判し，逆に"痴呆像をどこまで巣症状として理解しうるか"，という命題を投げかけた人物がいる。それはアルツハイマー病と並ぶ二大変性性痴呆疾患であるピック病で有名な Arnold Pick（1851-1924）（写真1，表紙イラスト）である。

> ＊サイドメモ１
>
> 〈巣症状と道具障害〉
>
> 　脳の一定の局所損傷によってそれに対応した一定の症状が生じる時，それを脳局所症状と呼ぶ．英語では focal symptom と呼ばれ，巣症状とも訳されており，ドイツ語の Herdsymptom に当たる．
>
> 　局所といっても，mm レベルから cm レベルまでその大きさ，広さは様々であり，また症状の内容も，要素的な症状である麻痺や感覚障害から，一般知性の根底にあって，生活あるいは他者とのコミュニケーションを営む上での道具や手段となる言語・行為・認知・記憶といった能力の障害である失語・失行・失認・健忘，さらには人格や情動といった精神症状まで様々である．失語・失行・失認は道具障害（instrumental dysfunction, Werkzeugstörung）とも表現される．
>
> 　局所という場合，もちろん部位がまず重要であるが，脳の左か右か，も大切である．すなわち，よく知られているように右利きの人では言語機能は左半球に偏在し，右半球損傷では通常失語症は生じない．

　その後，高次脳機能障害を扱う神経心理学は，脳血管障害例を主たる対象とし，失語・失行・失認に代表される巣症状の症候学を展開し，言語・行為・認知といった機能のメカニズムを研究してきた．

1) スケールで評価されてきた痴呆

　一方，'痴呆'は，つい最近までもっぱら長谷川式簡易知能スケールといった心理テストで評価されたが，マスで扱われることが多く，症候学的に十分に検討されることはなかった．高齢化社会を迎えた今日，在宅ケアやグループホームでのケアなど，痴呆老人あるいは痴呆症者をいかにケアするか，そして日常生活上で個々の患者さんにいかに関わっていくかという現実的問題点が浮かび上がってきた．

　この問題，あるいは介護保険に伴う評価には，単に痴呆のテストの点数（スコア）が何点であるかでは対処できない．この問題に対処するために

は，まず個々の患者さんが持つ異常言動を浮き彫りにする必要があり，そのためには「痴呆の症候学」が要求される。

ただし進行性の疾患である脳変性疾患による痴呆の病態は，通常複数の巣症状が混在し，さらに注意障害や一般知性の障害も加わり，限局性の病変による脳血管性痴呆よりもはるかに複雑のようにみえる。あるいは患者さんが呈する，どちらかというと精神疾患的な症状のために，単に抗精神病薬の投与ですまされてきた現実もある。そこに，痴呆がこれまでもっぱらスケールで評価され処理され，神経心理学的アプローチが敬遠されてきた原因がある。

2) 画像診断の導入

1970年代，CT scan の登場により，脳血管障害および脳腫瘍の臨床は一変した。すなわち，それまでなかなか困難であった脳梗塞と脳出血の鑑別が CT 画像により一目瞭然に可能となり，また脳腫瘍の存在だけでなくその部位や拡がりが手に取るように分かるようになった。それにより，脳のどこが壊れたら，どんな症状が生じるかという臨床解剖学的対応の研究は飛躍的に進んだ。

当時から痴呆の問題も取り上げられ，社会的だけでなく医学的にも関心が寄せられ，脳血管性痴呆についてはそれなりの臨床的成果が得られた。しかしアルツハイマー病に代表される変性性の痴呆の臨床には CT という形態画像のみでは限界があり，変性性痴呆の研究が画期的に展開し始めたのは，脳の機能状態を知りうる SPECT や PET といった機能画像の登場以降である。

図2をみていただきたい。上段の CT 画像では，血管性病変は明らかでないし，萎縮もそれほど目立たない。ところがこの患者さんは，物忘れも強いし，自宅でもトイレの位置が分からなかったり，服を着ることも困難である。そこで SPECT を撮ってみると下段にみられるように，び慢性で軽度の萎縮からは想像できないような著明な機能低下が脳の後方部を中心にみられる。

B．痴呆の症候学の展開　7

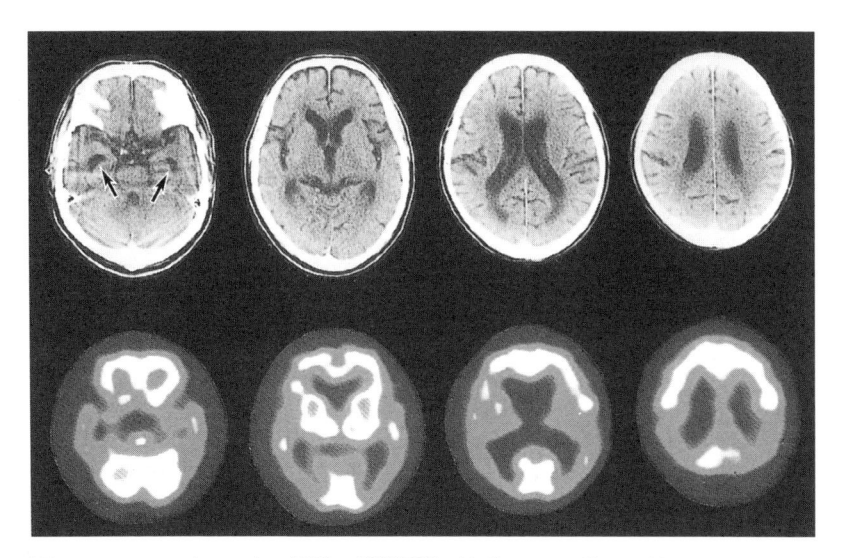

図2　アルツハイマー病の形態・機能画像（上段がCT画像，下段がSPECT画像）
（矢印で下角を示す）

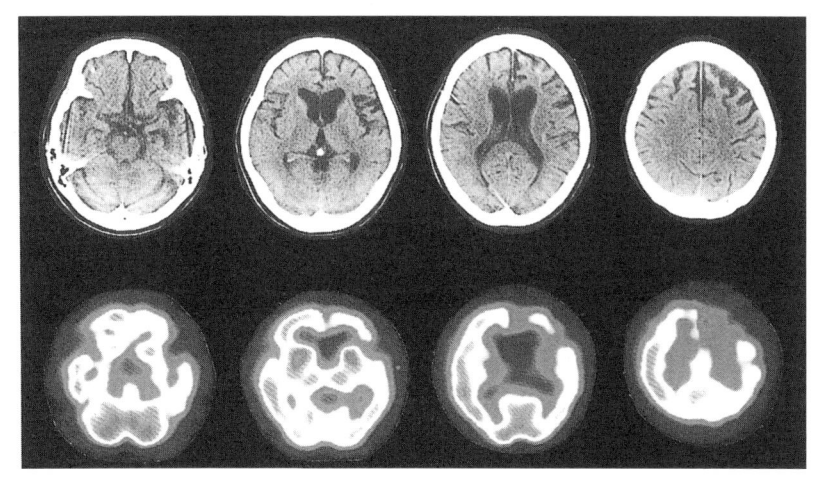

図3　ピック病の形態・機能画像（上段がCT画像，下段がSPECT画像）

もっとも，同じく変性性痴呆疾患であるピック病では通常，図3にみられるように形態画像で限局性の著明な萎縮がみられるので，CTの登場でその臨床は一変してもよかったのであるが，実際にはやはり機能画像の登場を待つかたちとなった。

　すなわち，形態画像並びに機能画像の登場により，患者さんの言動を通しその障害の病態を診る，かつその背景にある脳の病理を問う，という過程を経ながら臨床の眼を磨くことが出来るようになった。その結果，それまでともすれば長谷川式などのテストに頼りがちであった変性性痴呆の病態の把握が，その言動ないしビヘイビアを通して可能となった。

　今やMRIにより，CTよりもより詳細に脳部位診断が可能となり，加えてfunctional MRIを含め脳機能画像もさらに展開し，臨床研究だけでなく神経科学的研究は十数年前と比べ隔世の感がある。そして，脳のどの部位が，あるいはどの系，神経回路網（neural network）もしくは神経系（neural system）が，どのような機能に関わるかが，かなりの程度まで明らかとなってきている。そこで，痴呆症状を捉えるための基本として，次章では簡単に脳の機能解剖学を概説しておこう。

　蛇足ではあるが，脳科学が飛躍的進歩をとげた現在，先人の主張あるいは意見を鵜呑みにするのではなく，今の我々の目で改めて見直すことも，我々に課せられた義務であり，本当の意味での温故知新だと思う。

B．痴呆の症候学の展開　9

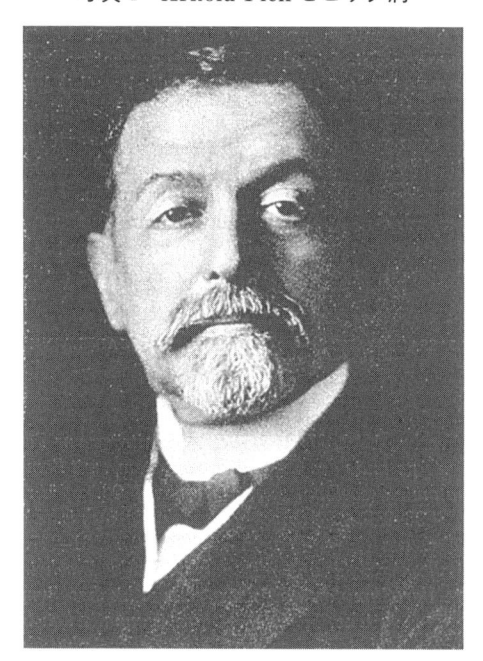

写真1　Arnold Pick とピック病

Arnold Pick（1851年7月20生-1924年4月4日没）
ピック，アーノルド　オーストリア・チェコスロバキアの神経病理学・精神医学者。モラビアに生まれ，イグラヴ，ウィーン，ベルリン，プラハに学び，プラハで1886年から1921年の定年退職時まで，精神医学教授。350編を超える医学論文を執筆したが，特に初老性痴呆の研究が有名である。ピックは初めて，ウェルニッケ失語の概念に確かな病理解剖学的基盤を与え，また初めてクラーク柱細胞の軸索突起の中に，脊髄小脳路の神経線維の起源を示した。各種の脊髄異常についても記述し，視床やレンズ核の病変によって生じる片側舞踏病や片側アテトーゼを伴う複合系統疾患の臨床像についてKöhlerと共著で出版したほか，失行や失文法についてもすぐれた研究を行った。
William Pryse-Phillips, 伊藤直樹・岩崎祐三・田代邦雄監訳『臨床神経学辞典』（医学書院刊より）

第2章
症候学理解のための機能解剖学

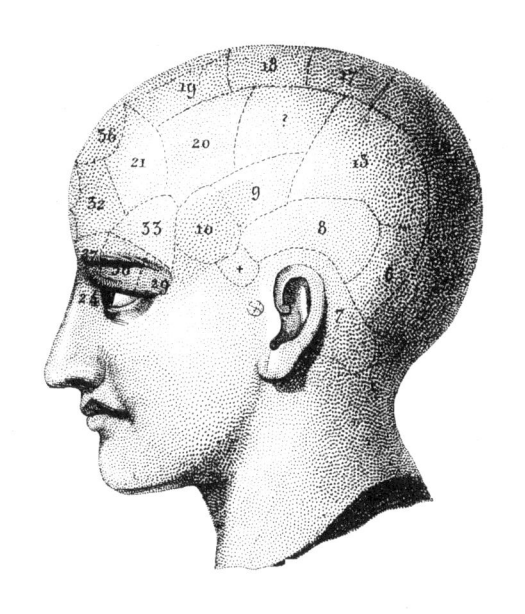

A．脳解剖の基礎知識

　大脳皮質のうち運動領，感覚領，視覚領，聴覚領といった第一次皮質領野は出生時にすでに髄鞘化がなされているが，頭頂連合野，前頭連合野といった連合領は生後それらの領野の発達とともに髄鞘化の過程が進んでいく。

　第一次皮質領野は，見る，聴く，動く，感じるといったヒトの行動を支える基本的かつ要素的な機能に関わる。一方，連合野は様々な認知機能を営んでおり，頭頂連合野を含む脳の後方領域は，主として外界からの感覚情報によって誘発される行動に関わる。前頭連合野を中心とする前方領域は現実の状況から離れた記憶依存的反応を企図し，状況依存的な反応を制御している。

　以下に各連合野の機能特性を簡単にまとめておく（図4a，b）。

1）後頭連合野

　後頭連合野は，視覚情報を処理し形態，色彩，動きの認知に主に関わる。ここから頭頂連合野に情報が流れ，空間視（spatial vision）と呼ばれる空間性の認知が行われる。この流れは背側経路と呼ばれるが，他方腹側経路を通し側頭連合野に流れる情報によって形態視（object vision），すなわち形態の認知が行われる。そして，左側は物体，色彩の認知に，右側は相貌の認知に主に関わる。この2つの経路を通して，どこに何があるかという認知が成立するわけである。

2）頭頂連合野

　頭頂連合野はこの身体外空間の認知だけでなく，体性感覚系・視覚系・前庭系などの感覚情報を統合処理し，身体内空間の認知，すなわち姿勢の認知にも関わる。そして左側は読み書きや習熟行為の意識的な組み立て等

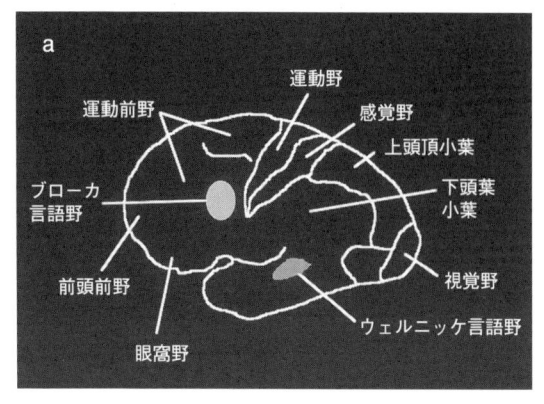

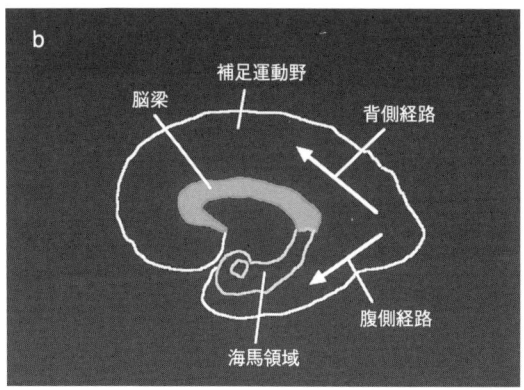

図4 大脳の機能解剖
a：外側面の解剖図，b：内側面の解剖図

に主に関わり，右側は視空間性操作，空間性注意などの役割を主に担っている。

3) 側頭連合野

側頭連合野の左側後方上部，すなわちウェルニッケ野が言語の受容面にとって重要であることはよく知られているが，後方下部は特に漢字の読み書きとの関連が指摘されている。

4) 前頭連合野

　前頭連合野は，これらの後方連合野の感覚情報の処理統合によって成立した認知を背景に，大脳辺縁系に支えられる記憶や情動を参照・統制しながら，判断，思考，言動といったヒトの高次の営みを最終的に形作る。したがって，前頭連合野の中心をなす前頭前野の損傷では，言語・行為・認知・記憶といった道具機能（サイドメモ1参照）自体は障害されないが，それを統御し実行する面で様々な破綻が生じるわけである。

　その他，左側の後方部はブローカ野（Broca area）として言語の運動面で重要である。また一次運動野の前，すなわち運動前野の背外側面は外界からの刺激に誘導される行為に，また内側面（補足運動野）は内的欲求（motivation）により惹起される行為に，それぞれ主として関わることが明らかにされている。

5) 脳機能の局在と脳機能の解体

　以上述べた脳機能の局在化は，脳血管障害や脳腫瘍だけでなく，脳変性疾患でも，主として侵される部位に対応して，その症状によく反映される。すなわちアルツハイマー病では脳の後方領野が，同じく変性性痴呆疾患であるピック病では脳の前方領野が主として障害される。そして，この病巣部位の相違を反映して極めて対照的な脳機能解体症状がみられる。

　すなわち行為を例にひくと，アルツハイマー病では行為そのものに解体がみられ，構成失行や着衣失行をはじめとする種々の失行症状となって現れるのに対し，ピック病では通常行為そのものに解体はみられず，行為の統制に障害がみられ，反社会的行動や同じ行為を繰り返す常同行為といった症状の違いが認められる。

6) 徘徊と周徊

　アルツハイマー病でよく問題とされる徘徊（wandering）という症状も，ある意味では脳の局所症状として捉えることも可能である。すなわち

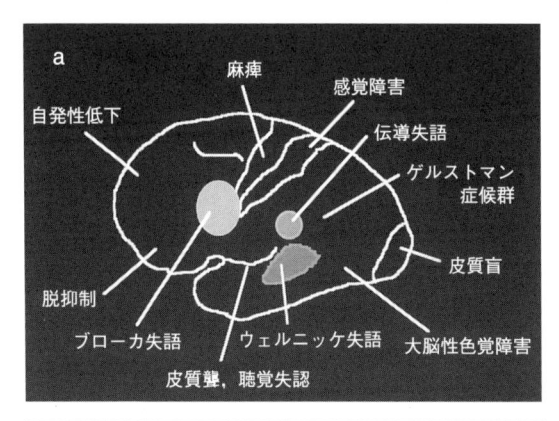

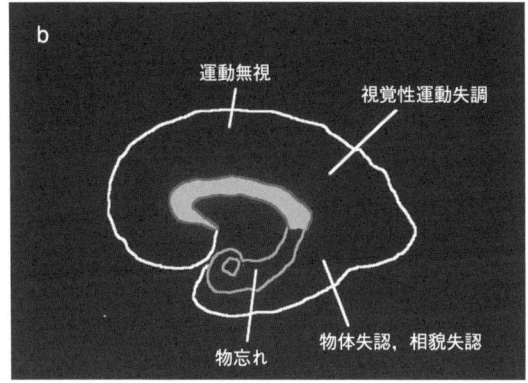

図5 大脳の機能解剖
a：外側面の機能図，b：内側面の機能図

　この症状の背景には，空間的失見当識とよばれる空間認知障害と，場所を記憶できない記銘力障害が存在し，それはそれぞれ頭頂連合野と側頭葉内側部の病変と対応している．

　一方，ピック病では周徊（roaming，ローマに巡礼で赴くという意味の古フランス語 romier に由来する）という，同じコースを何度もまわるという常同症状がみられるが，この行為は方向感覚，記憶が障害されているアルツハイマー病の患者さんには到底不可能である．徘徊と同様，この周徊という症状も，頭頂連合野は保たれており前方連合野に障害がある，と

いう脳機能障害の局在を我々に教えてくれる。

以下各葉（lobe）にわけて，脳局所症状を紹介する（図5a，b）。

B．大脳皮質の局所症状

1）前頭葉

　前頭葉後端の一次運動野である中心前回の障害では，ホムンクルス（小人間像）の部位に対応した病巣と反対側の体部位に麻痺が生じるが，内包が障害された時ほど重度ではない。また左半球の中心前回の前方下部の病巣では，構音障害（dysarthria）とは異なり，一貫性のない構音の障害であるアナルトリー（anarthria）が生じ，この症状はブローカ失語の中核症状である。一方，左中心前回の前にある，いわゆるブローカ領野の限局性の損傷ではブローカ失語はみられず，復唱の障害を伴わない超皮質性の失語がみられる。

　前頭連合野の前方部である前頭前野がある程度の拡がりをもって侵された場合は，発動性の低下や感情鈍麻がみられる。これに対して前頭葉の底面（眼窩脳）の障害では，ふざけ症（モリア）や反社会的行動などの脱抑制症状がみられる。

　また，目に入る文字を次々読んでしまう，物品を触る，使ってしまうというように周囲からの刺激に容易に反応してしまう被影響性の亢進と呼ばれる症状がみられる場合がある。これは前方連合野から後方連合野への統制が外れ，前述した後方連合野の本来の性質があらわになった症状で，ピック病でよくみられる。

　前頭葉内側面の運動前野である補足運動野の障害では，病巣と反対側の手に麻痺はないのに使わないという運動無視（motor neglect）と呼ばれる症状がみられる。

　なお，ピック病に代表される前頭葉を侵す変性疾患でも稀にブローカ失語がみられる場合があるので注意されたい。

2) 側頭葉

　一次聴覚野であるヘシュル回（Heschl gyri）並びに近傍の両側性損傷では，皮質聾や聴覚失認の症状がみられる。左側頭連合野後方部の損傷でウェルニッケ失語が生じることはよく知られている。ただし，左上側頭回後方 1/3，すなわちウェルニッケ野に限局した損傷ではその症状は一過性である。

　左側頭葉後下部の損傷では漢字の失書を主体とした失読・失書症状がみられる。海馬領域を中心とする側頭葉内側面の損傷では記憶の障害がみられるが，これがアルツハイマー病の初期症状である物忘れに対応している。つまり，すでに指摘したように，び漫性に脳を侵すとされる変性疾患でも脳局所症状がみられるわけである。

　両側の側頭葉内側面が広範に損傷された場合は，精神盲（psychic blindness），口唇傾向（oral tendency），視覚的過注意（hypermetamorphosis），情動，性行動，食行動の変化といったクリューヴァー・ビューシー（Klüver-Bucy）症候群の部分症状が加わる。

3) 頭頂葉

　一次体性感覚野である中心後回の損傷では，体部位局在を反映した病巣と反対側の感覚障害がみられる。連合野の症状としては左縁上回の損傷では伝導失語が生じ，左角回の損傷では左右障害，手指失認，失書，失算の4徴候からなるゲルストマン（Gerstmann）症候群が有名であるが，通常は失読失書，構成失行，計算障害といった症状がよくみられる。その他，左側の頭頂連合野の障害では観念運動失行や観念失行がみられる。

　劣位半球である右側の頭頂連合野の症状としては左半側空間無視，着衣失行，構成失行などの症状がみられる。頭頂連合野上方部の障害では姿勢図式障害がみられる。なおアルツハイマー病や大脳皮質基底核変性症（corticobasal degeneration：CBD）では，頭頂連合野が両側性に障害され，受話器を受話器受けにまっすぐに置けない，座ろうと思う所に正しく

座れないといった，物品あるいは自己身体の定位障害もみられる。

4) 後頭葉

　一次視覚野の損傷では反対側の半盲がみられ，両側が障害されると皮質盲がみられる。またサルのⅤ4野すなわち色彩認知領野に相当する後頭葉から側頭葉への移行部の下面の損傷で大脳性色覚障害が生じる。連合野の損傷では，左後頭葉内側面と脳梁膨大部の病巣により純粋失読や色彩呼称障害などが生じる。側頭葉に連なる内側面が両側性に障害されると物体失認が生じ，右主体の場合は相貌失認がみられる。これは前述の腹側経路の損傷による局所症状である。後頭葉から頭頂葉に連なる部位の損傷では，見えている物がつかめないという視覚性運動失調がみられるが，この症状はバリント（Bálint）症候群の主症状として有名で，これは背側経路の損傷による症状である。

5) 脳梁

　なお，左右大脳半球をつないでいる脳梁が障害されると，左右の脳の情報の伝達が損なわれ，その結果として左右それぞれの脳の特性を反映した脳梁離断症状がみられる。

　例えば，優位半球である左半球の言語機能を右半球が利用できない症状として，左視野の呼称障害並びに失読，左手の失書並びに触覚性呼称障害などが生じる。一方，右半球が優っている視空間性能力を左半球が利用できない症状として，右手の視覚構成障害があげられる。

第3章
脳機能の解体は言動に反映される

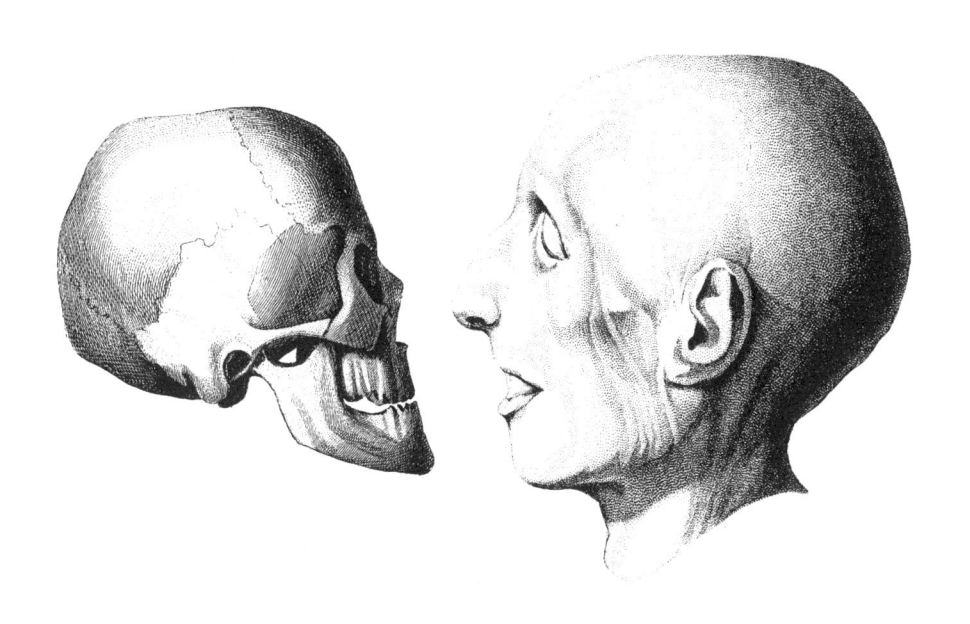

図6aはピカソが愛人のマリー・テレーズ・ワルテルを57歳の時に描いた絵である。それでは図6bは誰の作品であろうか。印象派の巨匠が描いたものであろうか？実は，同じくピカソが若干15歳の時に母マリアを描いたものである。

図7a，bはある患者さんが描いた五重の塔の絵である。

この患者さんは病前は個展を開くほどの絵心があったが，脳の変性症に罹患しすっかり絵のタッチが変わってしまった。それでは，どちらが病前の絵であろうか？

答えは，本書を読み終わっていただければ，すぐにお分かりになるようにしてある。ピカソの作品の変化は彼の精神内界の変化を反映しており，一方この患者さんの作風の変化は脳自体の変化を映しているのであろう。

このように心あるいは脳の変化は，われわれの表情を含めた外見，あるいは言動に変化をもたらす。いったん成熟した脳が障害される痴呆症では，上述の脳局所症状である巣症状だけでなく，病前にはみられなかった

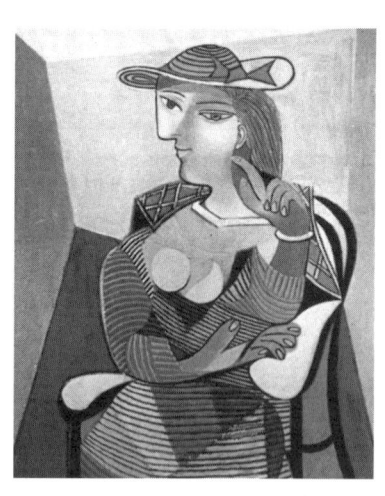

図6a　ピカソ作マリー・テレーズ・ワルテルの肖像画

図6b　ピカソ作母マリアの肖像画

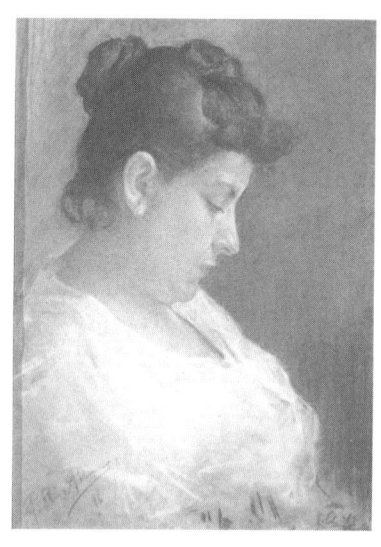

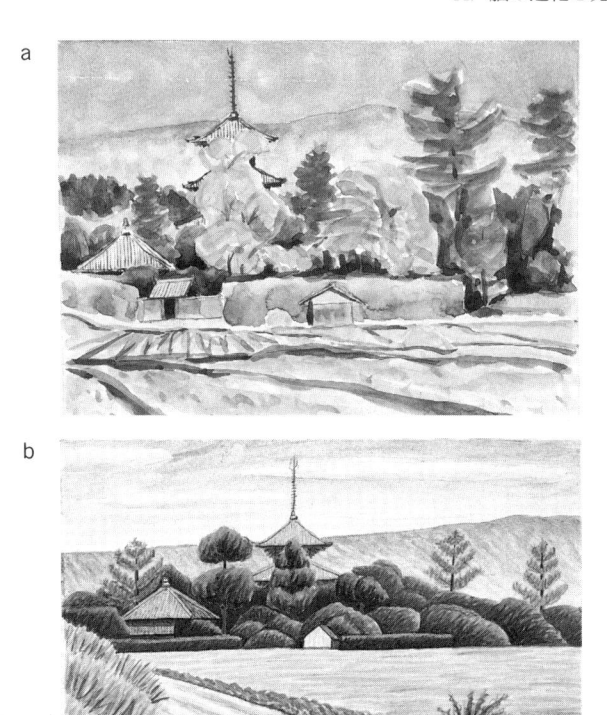

図7a, b　ある患者さんの描いた法隆寺の絵画

様々な異常言動が現れるが、これは解体していく脳機能を反映している。
　このように一旦成熟した知能の崩壊過程である痴呆症状を理解するには、知能ないし脳の進化（系統発生）と発達（個体発生）の過程を眺めることが有用である。

A. 脳の進化と発達

1) 系統発生

　マックリーン（MacLean）はヒトの脳も進化の段階に従って，脳幹・大脳基底核を中心とした爬虫類の脳，その上にある大脳辺縁系を中心とした旧（原始的）哺乳類の脳，さらにその上に新しい皮質を中心とする新（高等）哺乳類の脳の3つの階層に分かれ，しかもそれらが三位一体となって働いているという説を唱えている。

　すなわち，爬虫類の行動は型にはまったステレオタイプ（常同的）なものばかりであるが，なわばりを守る誇示行動や求愛行動などには哺乳類と共通のものがあり，これらの行動は主に大脳基底核で担われている。このような爬虫類的行動はヒトでも挨拶や儀式の中にその片鱗がみられる。

　最近，常同的な行為を強迫的に繰り返す症例で大脳基底核の機能亢進状態が示されている。そしてヒトではこの大脳基底核と側頭葉並びに前頭葉との間に密接な連絡がある。

　旧哺乳類の脳の中心をなす大脳辺縁系は本能行動や情動行動に関わると共に，新たな経験を記憶に貯え，古い経験と比較する働きをしている。哺乳類と爬虫類の決定的な違いは養育行動にある。爬虫類は卵を産みっぱなしにするが，哺乳類では親と子のきずなが固く，産まれた直後から子供が親を呼ぶ声のコミュニケーションが発達している。すなわち情愛を伴った母性行動がみられる。

　そして典型的な六層構造をした新しい皮質を中心とする新哺乳類の脳は，外界からの情報を処理し，客観的に外部環境を認識しそれに適応する機能を高等哺乳類に与えているとされている（図8）。

2) 個体発生

　この新しい皮質のうち運動領，感覚領，視覚領，聴覚領といった第一次

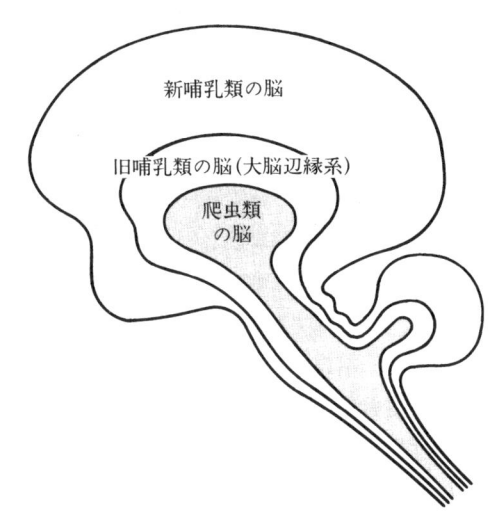

図8　MacLean による三位一体の脳

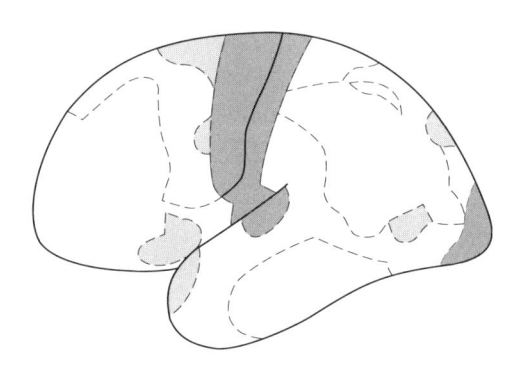

図9　ヒト脳における髄鞘発生（Flechsig の図を修正したもの）

皮質領野は出生時にすでに髄鞘化がなされているが，頭頂連合野，前頭連合野といった連合領野は生後それらの領野の発達とともに髄鞘化の過程が進んでいく（図9）。

　出生時約 400 g の脳は成人では 1,400 g にまで大きくなるが，すでに8歳ぐらいで大人の重量の約 90％にまでになり，その後はゆっくりと成長し思春期に完成する（図10）。パジャマを1人で着れるようになり，立体

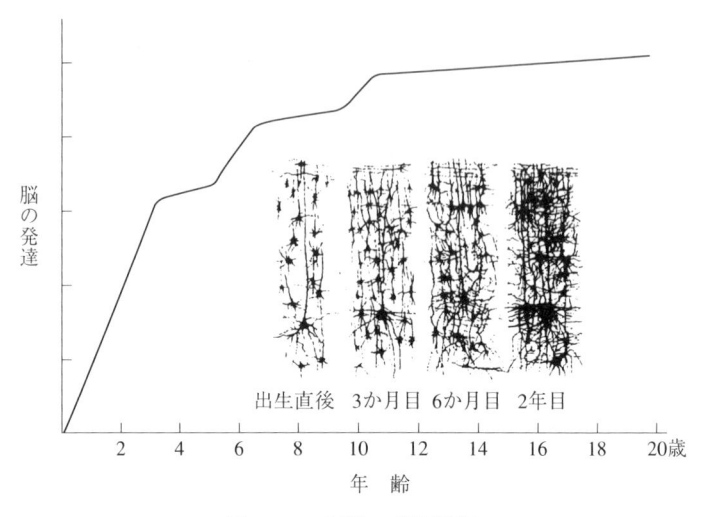

図10 ヒト脳の成熟過程

的な絵が描けるようになるのは，視空間性能力を担う頭頂連合野の成熟と対応するであろうし，立方体を正確に模写できるのは小学2〜3年すなわち8〜9歳であることが知られている。

また，玩具が欲しい，アメが食べたいといった本能的欲求を制御できるようになるのは前頭葉連合野の発達と対応しているのであろうし，前方連合野の神経回路は10〜11歳頃に完成するといわれている。

頭頂連合野を含む脳の後方領域は，主として外界からの感覚情報によって誘発される行動に関わり，前頭連合野を中心とする前方領域は現実の状況から離れた記憶依存的反応を企図し，状況依存的な反応を制御していると考えられる。

WAIS（ウェクスラー成人用知能検査）等の知能検査の課題を解決するためには，まず外界からの情報の統合・処理が必要であり，処理された情報は知識として成立している記憶と照合されつつ，課題解決の過程が進行すると考えられる。当然，そこには上述の後方連合野と前方連合野，両者のタイアップが要求される。

第4章
三位一体の脳からみた痴呆の異常行動

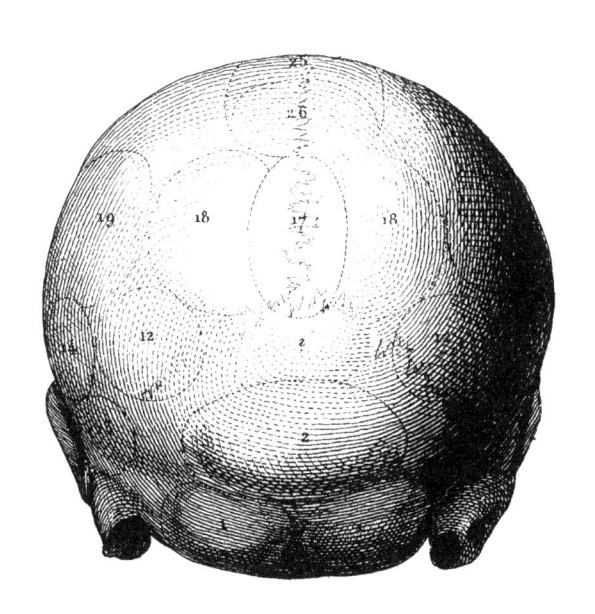

ヒトの脳では，爬虫類の脳，旧哺乳類の脳と新哺乳類の脳が三位一体となって働いているという先の MacLean の説（3章参照）から痴呆症者の異常行動を考えてみよう。

アルツハイマー病では脳の後方領野が，ピック病では脳の前方領野が主として障害され，この病巣部位の相違を反映して極めて対照的な脳機能の解体症状がみられる。すなわち行為を例にひくと，アルツハイマー病では行為そのものに解体がみられ構成失行や着衣失行を始めとする種々の失行症状となって現れるのに対し，ピック病では通常，行為そのものには解体はみられず，行為の統制に障害がみられ，反社会的行動や常同行為が認められる。

A. 前方型痴呆と後方型痴呆の全体的行動の変容のメカニズム

脳の前方部が障害されるピック病例と，反対に脳の後方部が主として障害されるアルツハイマー病例の全般的な行動上の変化は，上で述べた前方連合野と後方連合野，前方連合野と辺縁系並びに大脳基底核の絡みから以下のように説明される（図11）。

すなわちピック病例でみられる"被影響性の亢進ないし環境依存症候群"は，前方連合野が障害され後方連合野への抑制が外れ，後方連合野が本来有している状況依存性が解放された結果，「反社会的」とも称される本能のおもむくままの「我が道を行く」行動は，前方連合野から辺縁系への抑制が外れた結果。固執性，あるいは常同症状は前方連合野から大脳基底核への抑制が外れ，自発性の低下は前頭葉自体の障害によって起こる結果として理解できる。

一方，松下正明らが指摘する対人接触の"もっともらしさ"，人格の形骸化，あるいは筆者らが"取り繕い，場合わせ反応"と呼んでいるアルツハイマー病の症状は，後方連合野が障害され外界からの情報を適切に処理・統合できないことに対する，多少ともすでに障害され健全ではなくな

```
前方連合野―内的情報・記憶依存性
後方連合野―外的情報・刺激依存性
前方連合野―後方連合野
        ＼
    大脳辺縁系・基底核

アルツハイマー病の全体的行動の変容

前方連合野―後方連合野
        ↓
取り繕い・場合わせ反応

ピック病の全体的行動の変容

前方連合野―後方連合野
        ↓
被影響性亢進（環境依存症候群）

前方連合野―後方連合野              前方連合野―後方連合野
        ＼                                  ＼
    大脳辺縁系・基底核                 大脳辺縁系・基底核
        ↓                                   ↓
    "我が道を行く"行動                  常同症状
    going my way behavior
```

図11　痴呆の症候学的理解

っている前方連合野の反応と解される。

　このように好対照をなす前方型痴呆のピック病と後方型痴呆のアルツハイマー病を通して痴呆の実際の臨床像を，全体的行動の変容，並びに失語・失行・失認といった巣症状に代表される単位的機能の変容という観点から次章で症候学的に整理してみる。

第5章
アルツハイマー病の症候学

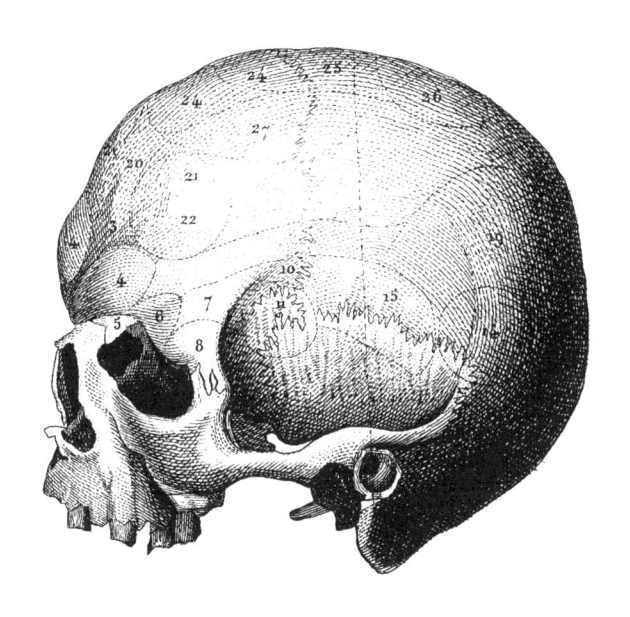

表3 後方型痴呆症候の理解

アルツハイマー病の症候の理解
　　全体的行動の変容：取り繕い・場合わせ反応
　　単位的機能の変容：健忘・失語・失行・失認
アルツハイマー病の症候学
　　記銘力障害―側頭葉内側部
　　意味記憶障害―側頭葉外側部
　　視空間性障害―頭頂葉
　　自発性低下―前頭葉

　図2（7頁参照）に示したように画像的にはアルツハイマー病では通常，ピック病のような限局性の顕著な萎縮はみられず，形態的には萎縮はそれほど目立たない。一方機能画像では，び慢性で軽度の萎縮には不釣り合いな顕著な機能低下が脳の後方部を中心にみられる。また矢印で示した側脳室下角の開大は嗅内皮質を中心とする海馬領域の萎縮に対応しており，通常左右対称性に生じる。

　アルツハイマー病の過程は通常，まず海馬領域を含む側頭葉内側部に生じ，それに対応していわゆる物忘れ，記銘力障害が現れ，続いて側頭・頭頂・後頭領域に拡がり，語健忘，視空間性障害，失行症状等の後方症状が現れる。そして次第に前頭葉も侵され，これに対応して病識が失われ，自発性が低下してくる（表3）。

　なお脳変性疾患では通常は両半球ともに障害されるが，ピック病と同じくどちらかの半球がかなり優位に障害される場合もあり，左半球主体であると失語症状が目立ち，右半球主体であると視空間性障害が目立つ。

A．全体的行動の変容

1）取り繕い，場合わせ反応

　前に述べたように，筆者らが報告した"取り繕い，場合わせ反応"（saving appearances behavior）は，後方連合野が障害され外界からの情

報を適切に処理・統合できないことに対する，多少ともすでに障害され健全ではなくなっている前方連合野の反応と理解できる。この反応がみられる時点ではすでに社会生活上様々な面で破綻をきたしているが，そのことに触れると，"いや普通にやってますよ"，"別にそんなに困ってません"というようにその場を取り繕う。この反応には，前頭葉障害がみられるコルサコフ症候群例の反応と合い通ずるものがある。

一方，前方連合野が保たれている時点，あるいは後述の，脳が局所的にアルツハイマー病性変化に侵され，巣症状のみが目立つようなアルツハイマー病の亜型ではこの反応はみられない。

なお，この"取り繕い，場合わせ反応"のため，患者さんの実際の能力を知ることが困難となる場合があるので，患者さん本人からしか状況を聞けない際の介護度判定には特に注意されたい。

B．単位的機能の変容

1） 健忘

記銘力障害はアルツハイマー病の主たる初期症状であり，その責任病巣として嗅内皮質を中心とする海馬領域が重視されている。物を置いた場所を思い出せない，同じものを何度も買ってくる，同じことを何度も聞く，あるいは景色を覚えられず馴染みのない場所で迷ってしまう，といった症状はエピソード記憶の障害である（サイドメモ2参照）。病期が進むと知識も障害され，したがってもちろん意味記憶も侵されるが，ピック病のような選択的で際立った意味記憶障害はみられない。

検査場面では，例えば3つの物品を命名させ覚えてもらうと，物品を隠した直後の即時再生は可能であるが，時間をおいたり，あるいは他の課題を行わせ，十分な distraction をかけると自発再生が困難なだけでなく，再認再生にも障害がみられ，良性の物忘れの範疇には入らない（症例1）。

痴呆症状が進行した例では，注意力障害や一般知性障害に加え，失語・

*サイドメモ 2

〈記憶の分類〉

　最近，記憶は臨床的には，意識的に想起できる，すなわち言語化やイメージ化できる陳述記憶（declarative memory）と，意識的には想起されない記憶である非陳述記憶（non-declarative memory）に大別される。

　陳述記憶はさらに，時空間的に特定される，すなわち体験に相当するエピソード記憶と，知識に相当する意味記憶に分けられる。一方，非陳述記憶には，スキル（技能）に相当する手続記憶（procedural memory）や一種の促通現象であるプライミング（priming）などが含まれる（図）。

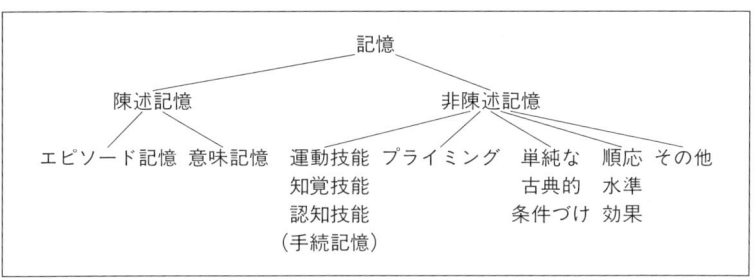

```
                            記憶
                ┌────────────┴────────────┐
             陳述記憶                    非陳述記憶
          ┌─────┴─────┐        ┌──────┬──────┬──────┬─────┐
     エピソード記憶  意味記憶  運動技能  プライミング  単純な    順応    その他
                              知覚技能              古典的   水準
                              認知技能              条件づけ  効果
                              （手続記憶）
```

図　記憶の分類

　この分類の他，過去の経験として思い出しているという想起意識の有無による顕在記憶（explicit memory）と潜在記憶（implicit memory）という対比も最近よく用いられる。

失行・失認等の様々な道具障害を呈するようになり，記憶の検査そのものが困難で，純粋に記憶の障害を抽出するのは困難となる。

　障害が記銘力のみに限られている場合は，馴染みの場所で迷うことはなく，判断力もあるので，記憶の障害が強いからといってこのような例で，日常行動を制限するのは良くない。

　なお，アルツハイマー病では通常病初期には病識は保たれるか，あるいは少なくとも病感は有している場合が多いが，自ら物忘れを訴え受診するヒトの大半は正常老化に伴う物忘れか，神経症である。

2) 失語

　語が思い出せないという，語健忘ないし語想起障害で始まり，了解障害も加わり，通常は流暢性失語の病像を呈するが（症例4），稀に構音の障害（アナルトリー）を伴う非流暢性失語像を示す例がある。

　語性，字性の錯語のほか，新造語もみられる場合もあるが，本質的には超皮質性のパターンをとり，古典的にウェルニッケ失語に分類される場合でも反響的反応がしばしばみられ，復唱能力そのものの障害は軽い場合が多い。

　心理検査上，復唱が障害されているとされている場合でも，実際には復唱の指示が十分に入っていなかったり，取り繕いで，何を検査したのか判然としない場合が多い。単一物品の指示でさえ誤りがみられる超皮質性感覚失語の状態を鮮明に呈する例は多くなく，またピック病による語義失語ないし超皮質性感覚失語例とは異なり，内容的には誤りがあっても何らかの諺の補完現象（症例12参照）がみられる。

　失語の周辺症状として，教科書的によく指摘されている"わたししし"と言うような語間代（間代性保続）がみられる場合もあるが，よくみられる症状ではない。また失語症状を有する例で，検査場面でいくつかの質問に続けて"17日"と答えるといった滞続言語（意図性保続）様の反応を示す場合があるが，ピック病と異なり，その場限りで，語数も短い。

3) 失行と失認

a) 空間的失見当

　徘徊（wandering）がよく問題にされるが，空間的見当能力の障害が強くなると，よく知っている場所でも迷うようになり，家の中でも迷ってしまう。

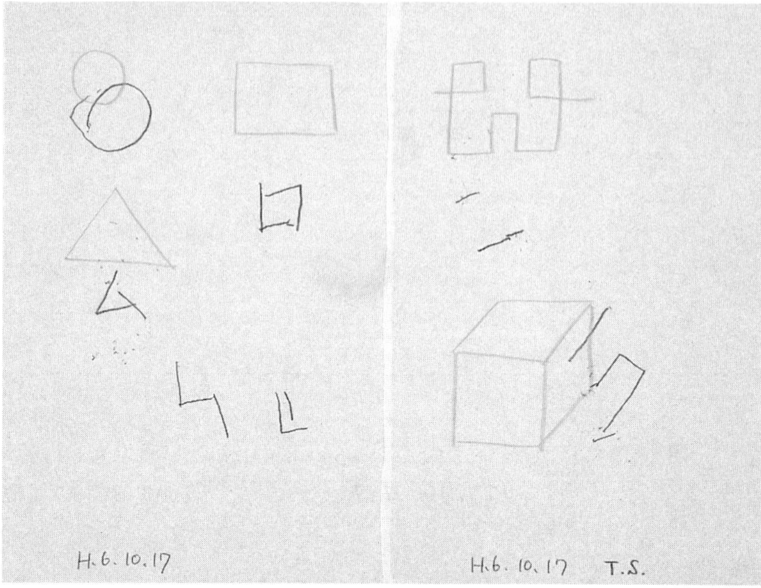

図12 構成失行

b）構成失行と定位障害

　車を車庫にうまく入れられない，ゴルフのパターがうまく打てない（症例2），マージャンのパイをうまく並べられない，バスのパスカードをうまく差し込めない，受話器を受話器受けにうまく置けない，というような客体を空間的に正しく定位できない症状や，ベッドに斜めに寝たり，電車で他人の膝の上に座るといった自己身体さえも空間的に正しく定位できない症状もみられる（定位障害）（症例3）。
　心理検査上は，構成失行ないし視覚構成障害という形で捉えられる（図12：症例2）。すなわち，立方体の模写，マッチ軸での形態の構成，あるいは両手を使った蝶ないし鳩の形の構成障害はよくみられる。これらの症状も見方を変えれば，対他との空間的位置関係で物をあるいは自己身体を位置付けることの困難さを示しているといえる。しかしながら，このよう

な検査場面で構成障害を示す例の多くは，日常生活での定位障害は示さない。

なおスティックを用いた構成失行の検査では（症例2，3）スティックそのものを指でつかみあげることには障害はなく，物品への到達運動は保たれている。これは前述の受話器をとることはできるが，受話器受けに正しく置くことができないという症状に対応する。この到達運動が障害された場合，例えばミカンの取り入れの際にうまくミカンが摑めなかったり，見えているものが摑めないというバリント症状がみられることもあり，後述するバリント型の亜型で鮮明にみられる。なお，同じく頭頂葉が障害される大脳皮質基底核変性症（corticobasal degeneration）の例でも同様の視空間性症状がみられることもあるので注意されたい。

c）着衣失行

ネクタイが結べない，服が着れないといったよくみられる着衣失行（症例3）の症状も，見方を変えれば，客体と自己身体を対象とした視空間性操作障害と捉えられる。

d）左半側空間無視と左手の不使用

食事の際に，左側にあるものに手を付けないといった左半側空間無視症状，あるいは左手をあまり使わないといった左半身の不使用（症例3）などの右半球症状が日常生活で気付かれる例がある。

e）観念失行と観念運動失行

女性では洗濯機や掃除機が使えない，男性ではラジオやビデオが使えないなど物品が使えない観念失行と呼ばれる症状みられるが，血管障害による観念失行と比べると，操作の障害に多分に視空間性ないし定位の誤りが認められることが多い。

その他，日常生活の自然な自動的場面では歯ブラシでふつうに歯を磨いているのに，歯ブラシで歯を磨く真似をして下さいという指示を与えられ

る意図的（意識的）場面では真似ができないという観念運動失行のほか，ドアのノブであることはわかっており，開けようとすることから，目的行為も分かっていると思われるのに，ドアの把手を持って右往左往するといった"失行"とでも呼ばざるをえないような症状もしばしばみられる。

f）巧緻運動の障害

ピック病と同様，明かな麻痺や感覚障害はないのに物の扱いが不器用となる巧緻運動障害がみられる場合もあり，稀には麻痺そのものもみられる。これらの例では障害されにくいとされる中心回領域にも機能不全が認められる。

g）鏡現象

ある程度進行した例でみられる鏡に写っている自分を他人と間違え，話しかけたり罵倒するといった鏡現象（mirror sign）は，家族によく訊くと経過中どこかの時点で認められていることが多い。類似の現象としてラジオやテレビとの仮性対話もみられる。これらの症状がみられる例では，脳の前方部にも機能不全が生じていることが注目される。

C．症状の動揺性

行為自体が解体し，様々な失行症状を呈するアルツハイマー型痴呆例をみていると，日常生活上での症状の動揺，あるいは日常生活上とテスト場面での能力の解離にしばしば気付かされる。例えば診察室で背広を着てもらうと，どうしてもうまく着れない人が，家では何げなしに簡単に着ているところを家族が目撃している。これには，もちろん変性過程が未だ不完全であることや，健常な部位の代償機転なども関与していると思われるが，大きな要因として筆者は自動性と意図性の解離の現象を考える。

1) 自動性と意図性の解離の現象

失行症例でも失語をはじめとする他の高次脳機能障害例と同様，絶えず障害がみられるわけではなく，しばしば行為がうまくなされる場面に遭遇する。例えば従来から観念運動失行と呼ばれてきた病態では，別れ際に「さよなら」の仕草ができるのに，「さよなら」の仕草をするように意図的に命ぜられるとうまくできない。このように自然な状況下では可能な動作が意図的状況下では遂行できなくなる。これが Baillarger, Jackson の昔から指摘されている自動性と意図性の解離（dissociation automatico-volantaire）と呼ばれる現象である。

2) 2つの行為系―運動前野と補足運動野

最近の神経生理学的検討によって，頭頂・側頭連合野からの感覚情報を豊富に受け取る運動前野は，眼前に存在する視覚情報に誘導されつつ行う連続動作に関与し，帯状回からの入力が主体である補足運動野は，帯状回で処理された情動に関する情報や身体内情報，あるいは記憶情報を受け取っており，いったん脳内に納められた記憶情報に基づいて行う複合運動に主として関わることが明らかにされてきている。

この2つの系の存在は補足運動野の病変によって生じる運動無視症状（例えば筆者らの症例では，朝洗面の際，自分が左手を使わず右手のみで顔を洗っているのに気づき，あわてて左手も使ったという），あるいはパーキンソン病でみられるように，地面に障害物あるいは線をひいたりすると歩行が改善されるといった kinésie paradoxale の現象からも支持される。

Oliver Sacks 原作で映画で有名になった"レナードの朝（原題 Awakenings）"では，脳炎後のパーキンソニズムのためほとんど自発的には動けないロバート・デ・ニーロが，眼前に飛んできたボールを上手にキャッチする場面があるが，それを想起して頂きたい（補足運動野は大脳基底核から多くの情報を受け取っている）。

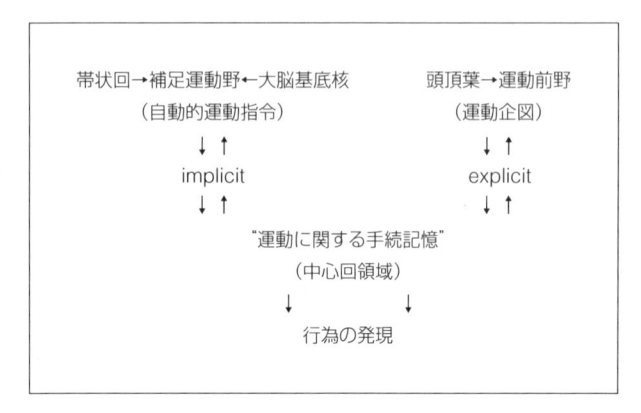

```
帯状回→補足運動野←大脳基底核        頭頂葉→運動前野
      （自動的運動指令）                （運動企図）
           ↓↑                            ↓↑
         implicit                       explicit
           ↓↑                            ↓↑
              "運動に関する手続記憶"
                （中心回領域）
                  ↓      ↓
                  行為の発現
```

図13　自動的行為と意識的行為の神経基盤

　これらの知見および失行に関する臨床病理学的対応研究から，内的欲求（motivation）に基づく，無意識的ないし自動的なimplicitな過程での"動作に関する情報"の取り出しには補足運動野が主として関わっている。一方，意識的ないし意図的なexplicitな取り出しには主として頭頂連合野から運動前野への系が関わり，新たな運動の組み立て，運動の企画および行為のイメージ化には頭頂葉が主たる役割を演じると推定される（図13）（サイドメモ2参照）。

　行為障害における自動性と意図性の解離，あるいは一連の場面でも行為がうまくできる場合とできない場合が存在することは，この解剖学的基盤をまじえたimplicitな経路による無意識的ないし自動的な手続き記憶ないし運動記憶の取り出しと，explicitな経路による意識的ないし意図的な運動の取り出し，および組み立てという仮説でかなり理解できる。

3)　行為障害の動揺のメカニズム

　アルツハイマー病などの脳変性疾患を含め，頭頂葉が障害されている場合には，意識的な運動の取り出し，および行為の組み立てが困難となり，意識すればするほど手続き記憶の取り出しはうまくいかなくなり，新たに運動を組み立てようとすると頭頂葉の機能不全が前面に出て，不自然なぎ

こちない動きや時空間性の誤りが出現する。

　その表現が観念運動失行と呼ばれてきた病態と考えられる。この病態では補足運動野系は保たれており，したがって自動的あるいは無意識的，implicit な過程での運動記憶の取り出しは可能で，自動的状況下では行為はスムーズに行われる。

　検査場面で着衣が非常に困難なアルツハイマー病の患者さんが，日常生活の中の自然な自動的状況下でいとも簡単に服を着ているところが目撃されるが，これは保たれている補足運動野系によって，自動的あるいは無意識的，implicit な過程で運動記憶の取り出しが成立したためと考えられる。

　この自動性と意図性の解離の現象は，手続き記憶化された，あるいは学習された運動がその行為に存在する慣習動作でみられ，それも本来自動性の高い行為を意図的に，あるいは意識的に行おうとする際に認められる。正常人でも意識するとかえってシュートがうまくできなくなったり，バッティングがうまくいかなくなったり，あるいは甲子園での行進の際，手と足が揃ってしまうのも，こうしたことが背景になって起こる。

a）ドライバーとパター

　あるアルツハイマー型痴呆例（症例2）は，ゴルフの際ドライバーは比較的うまく打てるが，パターが難しく，同じパーティの人に変な向きに構えていると言われたと語った。これは，おそらくドライバーはそれほど定位の要素を必要とせず，したがって手続き記憶でカヴァーできる側面が大であるが，パターはホールと球を見つつ球にパターを定位するという行為の組み立てが要求され，この意識的運動の組み立てを担うべき頭頂葉に機能不全が生じているためであったと推察される。

　一筆で描ける円などは例外として，その行為が手続記憶として記憶されていない図形の模写などでは，この動揺性は明かでない。したがって，構成失行の検査課題はアルツハイマー型痴呆の診断に有用である。

　手続き記憶は比較的進行したアルツハイマー型痴呆例でも保たれている

ことが指摘されているが，この手続き記憶を利用した痴呆症例のリハビリテーションが模索されており，その詳細については7章の「痴呆のケア」の項で述べる。

D．精神症状

1) うつと妄想

初期症状あるいは合併症状として，しばしばうつ状態が指摘されているが，通常は活気がなくなった，あるいは口数が少なくなった，ボンヤリしていることが多くなった，無気力で意欲がなくなった，といった自発性ないし発動性の低下が主体であり，沈滞，悲哀，落胆，絶望等の明確なよくうつ気分がみられることは稀である。

反応性の抑うつ状態の存在よりはむしろ，うつ病あるいはうつ状態の診断のもとに抗うつ剤を投与され，良くならず，専門家のところでアルツハイマー型痴呆と診断される場合のほうが問題が大きい。精神疾患としばしば間違えられるのは，他の器質性痴呆疾患でも同様であるので注意されたい。

また妄想もよく話題にされるが，精神分裂病の妄想と違い，自分が置いた財布の場所を忘れる，あるいは自分でしまったお金の所在が分からず，嫁が盗ったと訴えるような，物盗られ妄想が多く，記銘力障害による二次的なものが多い。妄想の内容は単純・短絡的で系統立っていないし，精神分裂病の妄想のような内容的展開には乏しい。妄想というよりは誤認 (misidentification) という表現のほうがのぞましい。

2) 幻覚

幻視が疑われる場合があるが，異様に鮮明な内容の幻視を訴え，症状に動揺性がみられる時は，むしろレヴィ小体病が考えられる。幻聴は稀である。

E．非定型例ないし亜型

　すでに述べたように，アルツハイマー病性の過程は，通常まず海馬領域を含む側頭葉内側部に生じ，それに対応していわゆる物忘れ，記銘力障害が現れ，続いて側頭・頭頂・後頭（TPO）領域に拡がり，語健忘，視空間性障害，失行症状等の後方症状が現れる。その後次第に前頭葉も侵され，これに対応して病識が失われ，自発性が低下してくる。

　ところが最近，臨床的にアルツハイマー型痴呆にも様々な亜型が存在することが指摘されており，病理学的にも通常のアルツハイマー病とは異なる病変分布を有する亜型の存在が報告されている。

1) 緩徐進行性の道具障害例

　言語・行為・認知・記憶といった道具機能（サイドメモ1参照）が選択的に侵されてくる病態で，一般知性障害が少なくともある期間の間は明らかでない。これらの例に共通しているのは，病識が保たれていること，進行性健忘症例以外では，記銘力障害は顕著でなく，病理学的には海馬領域の侵襲が比較的軽いことである。病変は限局性で，これらの亜型では定型例と異なり，取り繕いや，場合わせ反応は目立たない。

a) 進行性孤立性健忘症

　進行性孤立性健忘症（progressive isolated amnesia）では，長期にわたって記銘力障害が前景に立ち，他の道具障害が目立たず，病理学的に神経原線維変化が海馬領域に限局し，老人斑が極めて乏しいという報告がなされている。機能画像では側頭葉内側部に限局した機能低下がみられる（図14：症例1）。

　最近，このような症例は経過が長いことが指摘されている。ただし，老人斑が乏しいことからアルツハイマー病とすることを疑問視する立場もあ

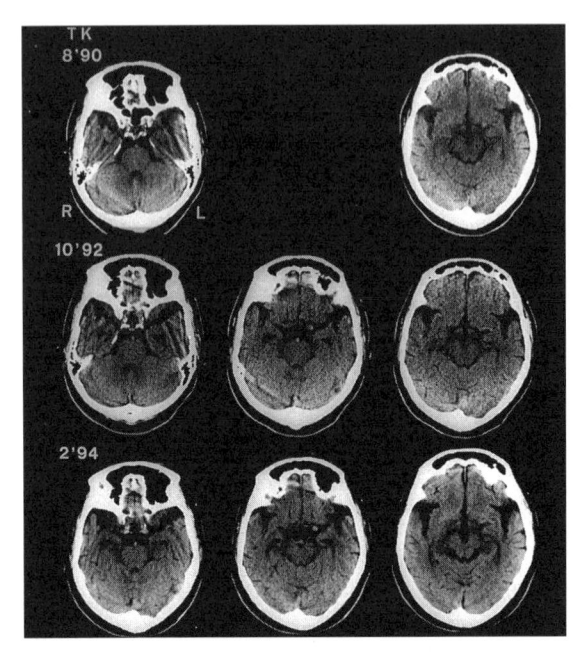

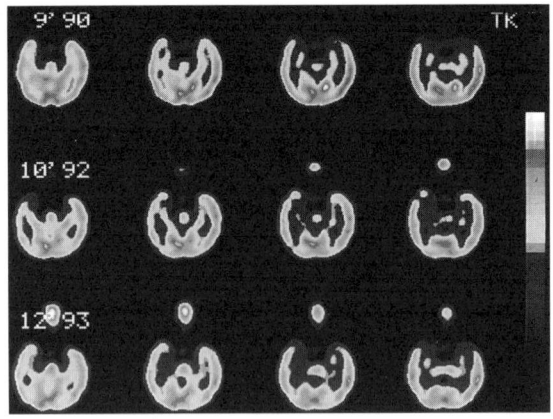

図 14　OM-Line の平行の CT 像と海馬長軸平行 HM-PAO SPECT 像
上段から下段にかけて数年の経過を示す。CT 像では下角が経過を追って開大している点に注目されたい。SPECT 像では正常では側頭葉外側と内側の血流はほぼ同じぐらいであるが，本例では上段の経過約1年の時点ですでに内側の血流が低下しており，経過を追うごとに血流は低下していっている。これは下角の開大に対応している。外側の血流は経過を経ても保たれている点にも注目されたい。

る。臨床的には，馴染みのない場所ではその重篤な記銘力障害のためいわゆる土地感を獲得することができず迷ってしまい，一見空間的失見当があるようにみえるが，すでに土地勘が成立している馴染みの場所では迷うことはない。したがって馴染みの場所での行動を制限する必要はない。

　なお，通常のアルツハイマー病例でも初老期（65歳未満）発症例に対し，老年期（65歳以上）発症の場合は，simple senile dementia と呼ばれてきた，孤立性とまでは言えないが健忘が前景に立ち後方症状や，一般知性障害がそれほど目立たない経過もゆるやかな例が少なからず存在する。

b）進行性後方大脳機能障害

　視覚失認やバリント症候群，ゲルストマン症候群といった脳後方症状が病初期より目立つ頭頂後頭領域が選択的に障害される例が報告されており，臨床的に posterior cortical atrophy（後方皮質萎縮症）あるいは progressive posterior cerebral dysfunction（進行性後方大脳機能不全）と呼ばれている。ただしこのような症例の中には，アルツハイマー病以外に皮質下膠症や，クロイツフェルト・ヤコブ（Creutzfeldt-Jakob）病による例がある。Hof らのアルツハイマー病バリント型では，通常は保たれる視覚一次野が侵されることが報告されている。図15に示すように定型例と異なり，視覚領野全体に機能低下がみられる。

c）進行性失語症

　Mesulam（1982）の報告以来注目を集めている緩徐進行性失語症例の中にも，病理学的にアルツハイマー病と診断された例がある（「ピック病と前頭側頭型痴呆」を参照）。

d）進行性運動感覚障害

　その他，道具障害ではないが，より要素的な巣症状である運動麻痺が漸次増悪した例も報告されている（サイドメモ1参照）。

　このような非定型例の場合には，家族あるいは患者自身への病気の説明

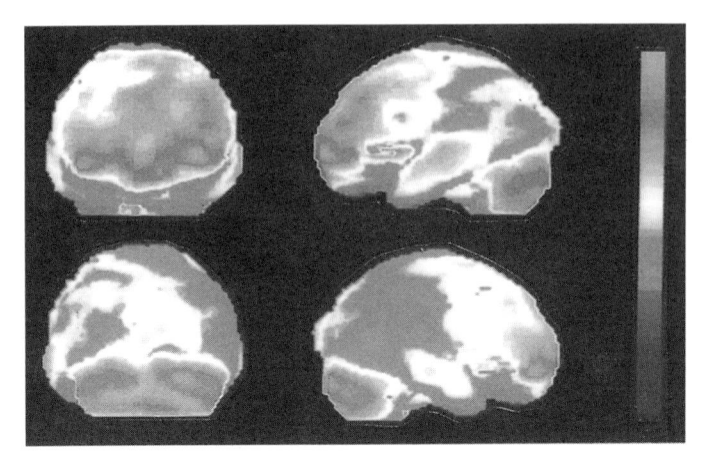

図15 アルツハイマー病バリント型のSPECT画像

および日常生活での留意事項など，通常のアルツハイマー型痴呆例とは違った配慮が必要となる。

2) 前頭葉早期障害例

物忘れ，後方症状といった通常のアルツハイマー病の症状を有しながら，早期より病識に欠け，攻撃的，落ち着きのなさ，多幸性といった前頭葉症状が目立ち，前頭葉の侵襲が相対的に強いアルツハイマー病剖検例が報告されており，経過が早いことも指摘されている。

この亜型では，早くから病識が失われ，脱抑制的症状がみられるため，一見ピック病のようにみえる場合があるが，ピック病とは異なり，記銘力障害並びに視空間性障害などの後方症状も認められる。

形態画像上は，萎縮は前頭葉で目立つものの，ピック病でみられるような楔状の限局性萎縮とは異なりび漫性で，軽度ではあるが側脳室下角の拡大も認められ，機能画像では前頭葉の著明な血流低下に加え，両側側頭-頭頂領域にも明らかな低潅流を認める。

機能画像では"カブト虫の角型"の像がみられる（図16）。この像は前頭葉内側部の血流が保たれていることを反映しているが，これはアルツハ

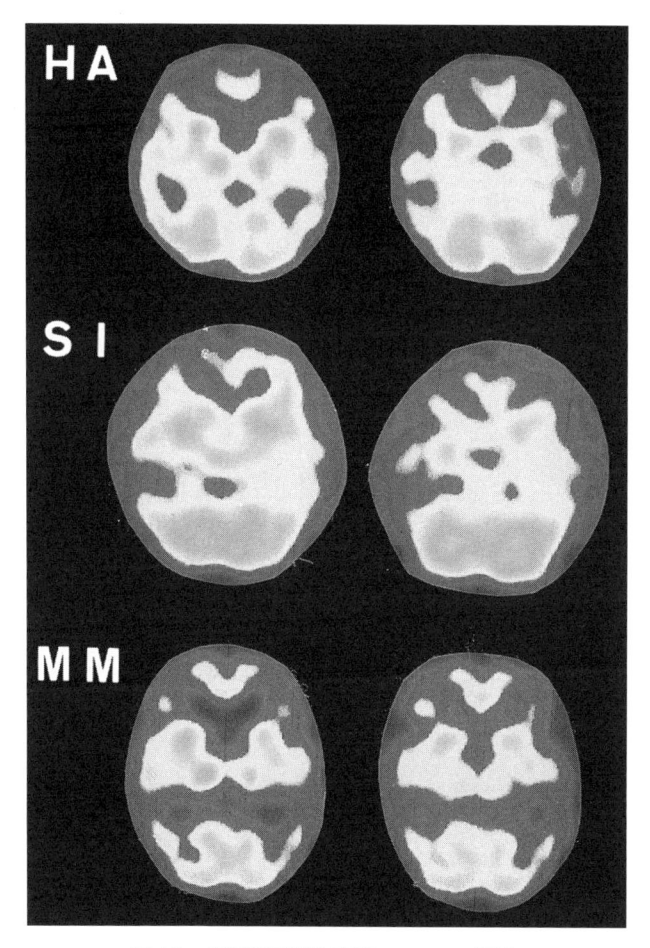

図16　前頭葉早期障害型のSPECT画像

イマー病では通常，帯状回前方部が相対的に保たれることと対応している。これは，ピック病で前頭葉内側部の血流低下がしばしばみられるのと対照的である。

第6章

ピック病の症候学

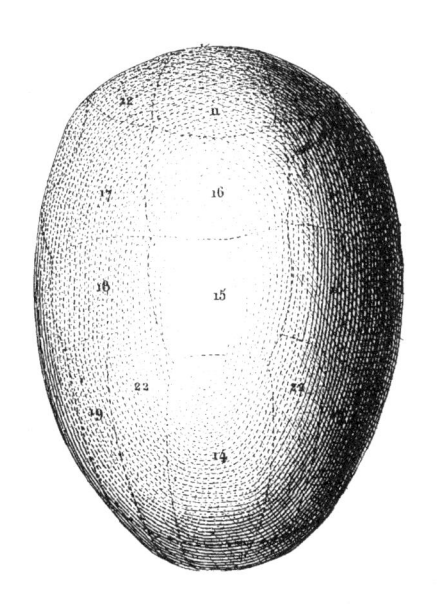

ピック病では図3に示したように形態画像（CTあるいはMRI）で，ある部位に限局したナイフの刃状（knife-blade type）あるいは楔状と呼ばれる境界鮮明な（sharply demarcated）著明な萎縮がみられ，限局性ないし葉性萎縮（focal or lobar atrophy）と呼ばれる。そして機能画像（SPECTあるいはPET）では，その萎縮部位に対応した領域に血流低下あるいは代謝低下がみられる。

通常，前頭葉ないし側頭葉を中心とする脳の前方領域が侵される。前頭葉の穹窿面の障害では自発性の低下が，眼窩面の障害では脱抑制症状が目立つ。側頭葉の障害では言語や認知に関わる意味的側面が侵される。前頭側頭型では常同症状が目立つ。表4に症候のまとめと萎縮中心の相違による症状の差異を示す。

なおピック病ではアルツハイマー病とは異なり，病初期より病識が失われる。表5に両者の鑑別点を，図17に正常者と対比させたそれぞれの特徴的な画像を示す。

表4　前方型痴呆症候の理解

ピック病の症候の理解
　全体的行動の変容：
　　解放症状；被影響性亢進（後方連合野）
　　　　　　　我が道を行く行動（辺縁系）
　　　　　　　常同症（基底核）
　　脱落症状；発動性低下
　単位的機能の変容：意味記憶障害・失語・稀に失行

ピック病の症候学

	発動性低下	脱抑制	常同症	意味記憶障害
前頭葉型	＋	＋	−	−
前頭優位型	＋	＋	＋	−
側頭優位型	−	＋	＋	＋
側頭葉型	−	−	−	＋

表5 アルツハイマー病とピック病の主要鑑別点

	アルツハイマー病	ピック病
病識	初期はあり	初期より乏しい
言動	場合わせ	我が道を行く
記憶	出来事記憶の障害	意味記憶の障害
視空間能力	侵される	保たれる
画像	び漫性萎縮（下角の拡大）	限局性萎縮（楔状）
脳波	初期より徐波	末期まで正常

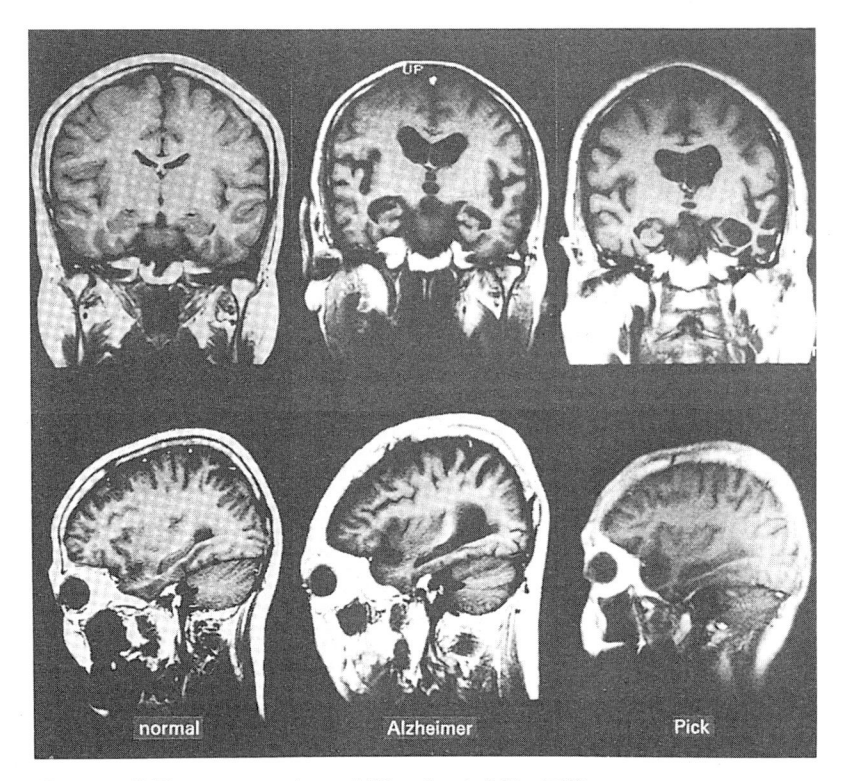

図17　正常例，アルツハイマー病例，ピック病例の画像

　上段は冠状断，下段は矢状断。年齢はほぼ同じ。アルツハイマー病例では，対称的な下角の拡大がみられるが，かなり進行したこの例でも，ピック病例に比べると側頭葉底面の萎縮はそれほど強くない。なおピック病では，アルツハイマー病と異なり，非対称な萎縮を示す場合が多く，それも左に強い。なお，アルツハイマー症例は「症例4」，ピック症例は側頭葉優位型の「症例12」である。

A．全体的行動の変容

1) 被影響性の亢進（stimulus-bound behavior）

すでに述べたように，この症状は前方連合野が障害され後方連合野への抑制がとれ，後方連合野が本来有している状況依存性が解放された結果起こる。

臨床的には，検者が首をかしげるのを見て同じように首をかしげる反響ないし模倣行為（症例6），何かの文句につられて即座に歌を歌いだす，他患への質問に応じる，あるいは検査課題の図形をいちいち指でなぞる，なぞり行為といった形で表れる（症例6,7）。

2) 「我が道を行く」行動（going my way behavior）

反社会的あるいは脱抑制（disinhibition）とも称される本能のおもむくままのこの行動は，前方連合野から辺縁系への抑制がはずれた結果と理解できる。

本人は別に悪気はないが，欲しいから店先の羊羹を勝手にとって食べたり，勤務時間中にパチンコに行ったり，無賃乗車などといった反社会的行為，あるいは診察中に鼻歌を歌う（症例5），検査にまともに取り組まず自分のすきなようにいいかげんに答えるといった従来から考え不精（Denkfaulheit）と呼ばれてきた症状（症例5），診察中でも，気に入らない，あるいは関心が他に向くと勝手に出ていこうとする立ち去り行動（running away behavior，症例9）などの表現をとる。次の常同症状とも関係するが，食行動の異常として甘い物をむやみに食べる場合がある。

3) 常同症状（stereotypy）

固執性，あるいは常同症状は前方連合野から大脳基底核への抑制が外れた結果と理解できる。

一定の速さで同じ言葉を続けて繰り返す反復言語（palilalie，症例7），反復書字（paligraphie，症例7），何度も続けて大腿をさるといった反復行為（palikinésie，症例9）など間代性保続に相当する要素的なものから，何を尋ねても生年月日を答えるといった滞続言語（stehende Redensart，症例6），同じ語りを会う度に始めるオルゴール時計症状，滞続笑い（症例9）など意図性保続に相当する比較的まとまった症状がある．さらには，毎日同じおかずをつくる，毎日味噌汁の具が同じ，毎日同じ時間に同じコースを散歩するといった時刻表的（clock watch）行動など，日常生活上に現れる症状がある．

　ローマに巡礼で赴くという意味の古フランス語 romier に由来する roaming と呼ばれる毎度同じコースを散歩するという症状を，筆者はアルツハイマー病でみられる徘徊（wandering）に対して周徊と呼んでいる．

　Tissot らは，常同症の内容は経過につれて，系統だったものからより要素的なものへと移行することを指摘しているが，同じ時期に両者の常同症状を呈する例もある．

　最近の動物研究は，主として背側大脳基底核系が要素的な反復行動に，腹側大脳基底核系がよりまとまった常同行動に関わる可能性を示唆している．

4） 自発性の低下（aspontaneity）

　自発性の低下は前頭葉自体の障害の結果として起こる．
　この症状は前頭ないし前頭優位型例でよくみられ，特に前頭葉穹隆面の萎縮が強い例で目立つ．

　ピック病に特徴的とされてきた古くは Guiraud の PEMA 症候群（Palilalie, Écholalie, Mutisme, Amimie），最近では Constantinidis らの PES 症候群（Palilalia, Echolalia, Stereotypic activity）は上記症状の組み合わせである．

B．単位的機能の変容

1）意味記憶障害

　意味記憶障害は側頭葉優位型の萎縮例でみられる。言語優位半球の左側頭葉病変によって語の意味記憶が，右側頭葉病変によって顔の意味記憶が障害される。"利き手はどちらですか"という問いに，"利き手って何ですか"と聞き返したり（症例11），道で息子と会っても分からない，といった症状として表れる。

　予約に行って下さいといっても，予約という言葉の意味が分からないため，予約がとれず，それが物忘れとみなされしばしばアルツハイマー病とされたり，あるいはその症状のあまりのドラマティックさにヒステリーとさえされていることがある。

　また物品の意味記憶が障害され，物品が使えない場合もある。なお顔および物品の認知障害は連合型視覚失認と表現されている場合があるが，声を聞いても，あるいは物品の音を聞いても，物品に触っても認知は改善されず，厳密な意味では失認という表現には問題がある。建造物の認知が障害されることもある。

2）失語

　上述の語の意味記憶障害はわが国では語義失語（word meaning aphasia）とも呼ばれ，失語の範疇で捉えられる場合もあるが，ピック病による語義失語像は極めて特異的である（サイドメモ3参照）。前頭葉優位型の萎縮例，特に左半球が障害されると自発話が乏しくなり，超皮質性運動失語ないし力動失語（dynamic aphasia）と呼ばれる病像を呈する。稀に通常は侵されない中心前回，それも左側が障害されアナルトリーが生じ，構音が障害される場合もある（症例10）。

3) 失行

頭頂葉に主病変があり不器用となり，巧緻運動障害ないし肢節運動失行として報告されている例があるが，稀である。頭頂葉が好んで障害される大脳皮質基底核変性症（corticobasal degeneration）でも同様の症状がみられるが，病理学的にもピック病との異同が問題とされている。

C．精神症状

1) うつと多幸

ここでもうつ病ないしうつ状態が指摘されることがあるが，やはり自発性低下がうつ状態として捉えられていることが多く，自発性の低下は前頭葉背外側面の障害例で目立つ。一方では，前頭葉眼窩面の障害と対応して，多幸あるいは反社会的行動から躁状態が問題とされることがあるが，多幸的といっても表層的でヘラヘラしており，躁状態のような感情爽快感を伴う自我感の高揚とは異なる。逆に軽躁状態がピック病と誤られる場合もあるので注意されたい。

2) 精神病様症状

なお初老期あるいは老年期精神病が後述の前頭側頭型痴呆と間違われている場合があるが，精神病では常規を逸した言動がみられても，少なくとも心的葛藤があり，表情の硬さ，冷たさあるいは一種独特の異様さ，陰うつさなどが感じられる。一方ピック病は淡々としており，本人の行動を制止しようとすると抵抗し怒ることはあっても，心的葛藤は感じられず，周囲への気遣いは示さない。

逆に，前頭側頭型痴呆が機能性精神障害と診断されている場合もあるので注意されたい。

D. ピック病と前頭側頭型痴呆（FTD）

1) 概念の変遷（図18）

ピック病の名前は，1892年から1906年にかけて前頭-側頭-頭頂部のあ

```
Manchester 1988                    Lund 1987
                                   DAT
DAT              ┌ non Pick type ── FLD
D non AT ─┬─ DFT ┼ Pick type        Pick D
          │      └ MND type
          └ others                  others


Lund and Manchester 1994
DAT
          ┌ FLD type
FTD ─┼ Pick type
          └ MND type
others


Manchester 1996
DAT
                                              ┌ FLD type
                                    ┌ FTD ─┼ Pick type
Fronto-Temporal Lobar Degeneration ─┼ PA    └ MND type
                                    └ SD
others
```

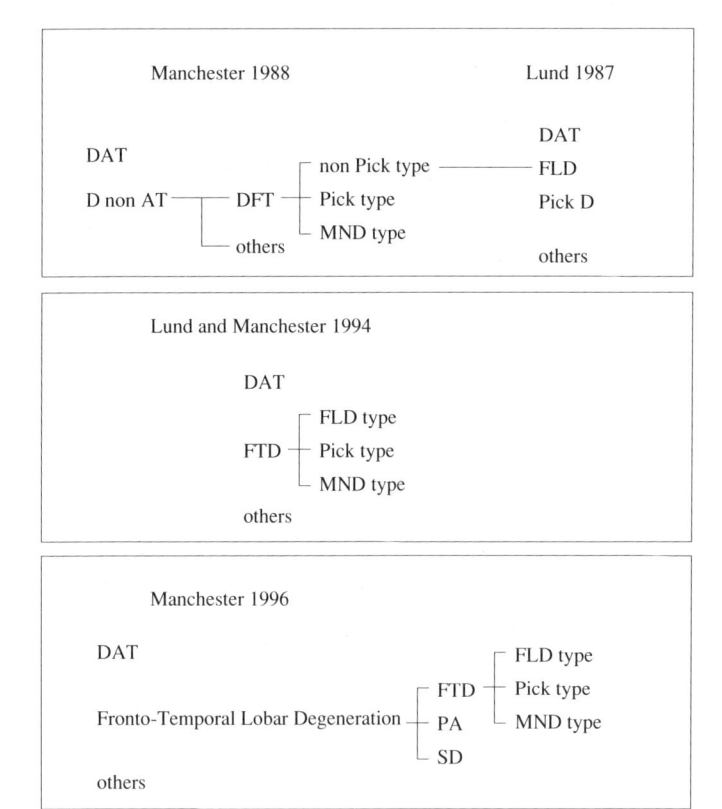

図18 前方型変性性痴呆疾患の分類の変遷（前方型痴呆を中心に）（鉾石ら，1998）
DAT: Dementia of Alzheimer type, D non AT: Dementia of non-Alzheimer type, DFT: Dementia of frontal lobe type, FTD: Fronto-Temporal Dementia, FLD type: frontal lobe degeneration type, MND type: motor neuron disease type, PA: Progressive nonfluent Aphasia, SD: Semantic Dementia

る部位に強調を有する萎縮を有し，異常行動や失語症状など特異な精神神経症状を呈した一連の症例の報告を行った Arnold Pick (1851-1924) に由来する。1911年，ピック病の病理学的診断に今日重視されているピック球ないしピック小体（Pick body）をアルツハイマー病で有名な Alois Alzheimer (1864-1915) が記載した。

1926年，Onari（大成）と Spatz が限局性大脳皮質萎縮（umschriebenen Groβhirnrinden-Atrophie）に組織学的検討を加え，ピック病（Picksche Krankheit）と呼んだが，この際検討した症例の中にはピック小体を欠く例もある。すなわち，Onari と Spatz は限局性大脳皮質萎縮の状態にピック病という名前を与えている。

病理学的に以前よりピック小体の有無をめぐって議論があり，1980年代に入り再び非アルツハイマー型痴呆ないしは前方型痴呆が注目されるようになり，改めてピック小体を欠く例や，ナイフの刃状と称せられるような顕著な萎縮がみられない例などの取り扱いが問題となった。

Manchester と Lund のグループは，ほぼ同時期にそれぞれ独立して前頭葉型痴呆（dementia of frontal lobe type），非アルツハイマー型前頭葉変性症（frontal lobe degeneration of non-Alzheimer type, 後述の前頭側頭型痴呆の frontal lobe degeneration type に相当）という概念を提唱した。

この2つは同一の概念ではなく，後者は非特異的ではあるが，皮質表層の神経細胞の脱落と軽度のグリオーシス，海綿状変化を有し，萎縮は前頭葉および側頭葉前方部にみられるが，皮質全層にわたる高度のグリオーシス，ピック小体，ピック細胞を伴う典型的なピック病にみられる限局性でナイフの刃状と称せられるような強いものではない，と一応病理学的に規定されている。

一方，前者は非アルツハイマー型の変性によるという規定のみで，したがって後者を含むより広い概念である。ただしいずれも前頭葉症候群を主徴とし，臨床的には前頭葉優位型ピック病に相当する。

その後1994年に両グループが共同で，萎縮部位により忠実に前頭側頭

型痴呆（fronto-temporal dementia, FTD）という臨床ならびに病理学的診断基準を提唱し，神経病理学的には前頭葉変性型（frontal lobe degeneration type，上述の非特異的変性），ピック型（Pick type：ピック小体がみられるか，あるいはみられなくても高度のグリオーシスを有する），運動ニューロン病型（motor neuron disease type，非特異的変性）に分類した。

FTDという字面からは，側頭葉優位の萎縮を呈する前頭側頭部脳萎縮症も含まれるように思われるが，FTDでは側頭葉の萎縮は前方部にとどまるとされ，臨床的には前頭葉症候群を主徴とし，初期から失語症状が前景に立つことはないとされている。したがって，FTDは臨床的には前頭葉優位型ピック病に相当し，側頭葉優位型ピック病を含む概念ではない。

1996年にManchesterのグループはモノグラフを著し，前頭側頭葉に原発性の萎縮を有する前頭側頭部脳萎縮症例に対し前頭側頭葉変性症（fronto-temporal lobar degeneration, FTLD）という概念を新たに提唱した。そして，これを臨床症状からFTD，進行性非流暢性失語（progressive non-fluent aphasia, PA），意味性痴呆（semantic dementia, SD）の3型に分ける新しい分類を提唱し，その背景となる病理所見についても記載した（図18）。

FTD，PA，SDは病期の進行に伴って相互に重なりあうものとされており，これらの臨床症候群は神経病理学的なサブタイプとは対応していないとされている。この概念は，字面からも分かるように前頭葉優位型並びに側頭葉優位型いずれの型のピック病も含むものであるが，以下のような問題点がる。

PA（進行性非流暢性失語）の病変の主座はシルヴィウス裂後枝周辺にあり，したがって頭頂葉も侵襲されるため，厳密にはFTLDという概念にはおさまりきらず，またPAの臨床像を呈した剖検例にはアルツハイマー病も報告されている。ピック病とは異なる疾患単位とされるCBDで前方症状を主症状とする例は，臨床的にはこの枠内に入ってくるし，さらには錐体外路症状との絡みでFTDP-17（frontotemporal dementia and parkinsonism linked to chromosome 17）との臨床的鑑別も問題となる。SD は前述の意味記憶障害を呈する側頭葉優位型ピック病に相当する（サイドメモ 3 参照）。

なお Mesulam らの slowly progressive aphasia without dementia ないし primary progressive aphasia という概念は PA とは異なり，失語像は流暢，非流暢は問わず，加えて病理学的な規定もない。

2） ピック病とは

今日では臨床的には，主に初老期に発症する痴呆を来たす脳変性疾患の 1 つで，脳の前方部に限局性ないし葉性萎縮（focal or lobar atrophy）を有し，人格・行動変化や超皮質性の失語など前頭・側頭葉症状を呈する前方型の痴呆の代表として一応認識されており（広義のピック病；本書ではピック病をこの広義の概念で用いている），海馬領域並びに脳の後方部を中心にび慢性萎縮を有し，記銘力障害に加えて視空間性障害や失行など脳の後方症状を呈する後方型の痴呆であるアルツハイマー病とよく対置される。

単に限局性大脳皮質萎縮を有する例にピック病という名前を与えようとすると，例えば後頭葉に葉性萎縮を有し，その病理学的背景はアルツハイマー病が多い posterior cortical atrophy 例，あるいは中心回領域を中心に葉性萎縮を有する例が多い大脳皮質基底核変性症（corticobasal degeneration, CBD）例なども当然その対象となる。

最近では tauopathy と呼ばれる tau（タウ）蛋白の異常の有無という観点から，ピック小体を有する例のみを狭義のピック病あるいはピック小体病（Pick body disease）とし，ピック小体を欠く例と区別し，分子生物学的にその病因を探ろうという流れがある。

E. 語義失語と意味性痴呆

　これらの病態ないし病像自体は，19世紀末に Arnold Pick により注目され，我が国でも 20 世紀中葉（1943）"語義失語"という形で，井村恒郎（1906-1981）により取り上げられている。新たに semantic dementia（意味性痴呆）という呼び名で再登場してきたのには，Tulving の記憶分類に依拠した Warrington の語や物品の意味記憶の選択的障害像の報告を伏線に，形態並びに機能画像診断法の開発により脳変性疾患への臨床的接近が近年急速に展開し，ピック病ないしは非アルツハイマー型痴呆への関心が高まった背景がある。

1）　意味性痴呆

　この用語を初めて提唱したのは Manchester の Snowden らであり，その後 Cambridge の Hodges らも同じ用語を用いている。しかし，それぞれの概念は多少とも異なる。すなわち Snowden らは，限局性脳萎縮による言語および視覚的認知における意味的側面の進行性の障害，と規定している。

　一方，Hodges らは，言語の意味記憶，すなわち語義の選択的障害を強調し，病因についての規定はなく，まさに井村の語義失語像（症例 11, 12）と対応している。

　したがって，Snowden らの概念はより疾患単位に近く，Hodges らは臨床像に対してこの用語を用いている，と言える。

2）　意味性痴呆の病像

　語の意味記憶の選択的で重度な障害では，「鉛筆」を見せ名前を聞くと答えられない。さらに語頭音を「エンピ」まで与えても，"ああ，それ'えんぴ'でしたか"というように語頭音効果がみられない。加えて，いくつ

かの物品の中で「えんぴつ」はどれですか，と聞いても，「鉛筆」を指すことができない。これらは通常の語想起障害，語健忘との決定的相違である。しかし，患者さんは鉛筆を持って字を書こうとする。すなわち，物品としての意味は分かっている。「えんぴつ」という語彙が崩壊・欠落した状態である。

この語の意味記憶障害は，言語の優位半球である左側頭葉の障害で生じる。視覚的対象物の意味記憶の中で，相貌の意味記憶は右側頭葉の障害で生じる。語の意味が分からないだけでなく，物品の意味記憶が障害され，物品が同定できない場合もある。

なお，右側頭葉優位の葉性萎縮例では，相貌に加えて語の意味記憶障害もみられるが，左優位の側頭葉葉性萎縮例では，かなり進行した時期でも主治医や身近な人は同定でき，右側頭葉優位の葉性萎縮例が家族や主治医など身近な人を同定できないのと対照的である。

3) 語義失語

井村が提唱した語義失語の中核症状は，まさに語の意味記憶，すなわち語義の選択的障害であり，上に述べたようにこの病態そのものはすでに19世紀末ピックにより左側頭葉葉性萎縮例で報告されている。古典論で言えば超皮質性感覚失語に相当することは，両者が指摘している。

井村の報告例は，剖検には至っておらず，彼は1967年の語義失語の再考時に，"他方，ウェルニッケ失語を初期症状としないで，最初から語義失語の病像を呈している場合がある。著者はそれを定型例とみなしているのだが，既往歴に健忘失語の存在が推察される場合もある。その後の経過は語義失語の病像がそのまま悪化し徐々に痴呆におちいるようである。側頭脳の第2，第3回から頭頂脳にかけての進行性でびまん性の病巣が推定されるが，病巣に関しては推測の域を出ない"，と述べている。この定型例がまさに葉性萎縮による意味性痴呆に相当するわけであるが，この文章からもうかがえるように，残念なことに井村の一連の報告の中には同様の症状を呈したPickの症例への言及がない。当時は文献の入手も困難で，

また痴呆への関心も薄かった背景があるように思える。

4) 病因

すでに述べたように，Snowden らは意味性痴呆の病因として限局性脳萎縮を挙げているが，確かに語，物品，あるいは相貌に対する選択的な意味記憶障害，それも極めて鮮明な病像は，これまでのところ側頭葉前方部を萎縮中心とする限局性脳萎縮例でしか報告されていない。限局性脳萎縮例ほど重度あるいは鮮明でない病像は，側頭葉を侵すヘルペス脳炎例や頭部外傷例でもみられる。

Hodges らの意味性痴呆に対しては，語義失語という臨床像に対して dementia という用語を用いている点で，当然疑問を抱く方がおられると思うが，現実には彼等の報告例は全例限局性脳萎縮例である。言い換えれば，この意味性痴呆という病態は，側頭葉優位型の広い意味でのピック病でみられると言える。

F．ピック病と脳血管性痴呆

脳血管性痴呆の病型分類を表6に示す。大脳皮質の広範な病巣あるいは

表6　脳血管性痴呆の病型分類

A. 梗塞性病変
　1．大脳皮質枝領域の広範，多発病変
　2．大脳皮質下の広範，多発病変
　　　a）多発小梗塞型
　　　b）ビンスワンガー型
　3．限局性病変
　　　　視床前内側，海馬，側頭葉茎，後頭葉内側，など
　4．低灌流など
B. 出血性病変
　　　　多発性脳葉型出血（アミロイド-アンギオパチー）
　　　　など

限局性病巣による場合は，通常急性発症で，階段状に進行するが，一見変性性を思わす緩徐進行性の経過をとる場合がある．すなわち，多発小梗塞型とビンスワンガー型であり，わが国では最も多い型である．

多発小梗塞型では大脳基底核領域や周囲の白質を中心に小梗塞がみられ，ビンスワンガー型は前頭葉深部白質や側脳室周囲に高度かつ広範な虚血性病変がみられる．いずれも臨床的には，意欲・自発性の低下や感情平板化といった症状が前景に立ち，機能画像では前頭葉を中心に機能低下がみられる．すなわち，その臨床像および経過から前方型の変性性痴呆との鑑別が問題となるが，前方型の変性性痴呆では通常みられない仮性球麻痺，感情失禁，パーキンソニズムといった症状が同時にみられる．

なお視床前内側限局性病巣の場合も自発性低下がみられるが，この場合は急性発症で記銘力障害がみられるが，発症初期には意識の障害も伴っている．

実際の臨床場面での痴呆例の診断をみていると，混合型痴呆（アルツハ

---

*サイドメモ3

〈脳変性疾患の特殊性〉

　変性疾患による巣症状には，血管障害による巣症状とは異なった側面からも関心が寄せられている．すなわち，Onari & Spatz の Spatz が指摘した system degeneration という概念にみられるように，たとえ画像上の異常が同様の部位にあったとしても，変性疾患の場合には単に部位ということに留まらず，神経系（neural system）あるいは神経回路網（neural network）の侵襲の可能性を念頭に置く必要がある．

　実際に，側頭葉葉性萎縮による語の意味の選択的崩壊や，最近注目されている病識を有する緩徐進行性道具障害例をはじめ脳変性疾患例で脳血管障害例よりも，より選択的にあるいはより鮮明に脳のある高次機能の解体が生じることが知られており，このことはある脳部位に強調を有する変性過程が，ある道具的機能を担う系を選択的に障害しうることを示しているものと考えられる．

イマー型痴呆＋血管性痴呆）の診断が多いようである。ある脳部位に軟化を有する場合どのような症状を呈するか，という基本的な知識がないと，言い換えればこんな部位に梗塞があってもさしたる症状は起こらないという知識がなければ，CT だけでなく MRI がかなり普及しかなり小さな病変，あるいは état criblé（篩状態，血管周囲腔の拡大）までも捉えられるようになった現状ではいたずらに混合型痴呆という診断が増えるのではないか，と懸念される。精神科領域での痴呆例の診療が増加しつつある今日，脳血管障害例に対する知識ないしは経験が望まれる（サイドメモ 3 参照）。

G．ピック病と皮質下性痴呆

　知能（intelligence）の障害を捉える際の有用な概念として，精神神経科領域では Jaspers の '本来の知能（eigentliche Intelligenz）と知能の予備条件（Vorbedingungen der Intelligenz）'，Ey の '精神的資本（fonds mental）と精神的基盤（fond mental）'，あるいは Lange の '知性障害（noetische Störung）と道具障害（Werkzeugstörung）' といった対比がある。
　すなわち前者は判断能力，思考能力，抽象的論理能力などにみられる本来の知能の障害であり，後者は一般知性の底にあって道具となりうる言語・行為・認知・記憶といった作能の障害で，失語・失行・失認・健忘などのいわゆる巣症状に当たる（サイドメモ 1 参照）。
　大脳皮質を主体とする侵襲によって生じる皮質性痴呆であるアルツハイマー病とピック病をこの観点から捉えると，一般知性の障害よりも健忘，視空間性障害などの道具障害が前景にたつアルツハイマー病，語義の障害や特異な人物の同定障害などの道具障害を伴う場合があるとはいえ，人格面，社会的行動面での変化や崩れなど一般知性の障害が前景に立つピック病，というおおまかな対比が可能である。

表7　皮質性痴呆と皮質下性痴呆

1）臨床的概念
　　＊皮質性痴呆 vs 皮質下性痴呆
　　　大脳皮質 vs 皮質下核（大脳基底核・視床・脳幹）
　　＊皮質性痴呆：アルツハイマー病，ピック病等
　　＊皮質下性痴呆：ハンチントン病・パーキンソン病・進行性核上性麻痺等
　　＊皮質下核による大脳皮質の賦活
2）臨床症状
　A）皮質性痴呆
　　　＊知性障害 vs 道具障害（失語・失行・失認・健忘）"Johannes Lange"
　　　　ピック病 vs アルツハイマー病
　　　　前皮質性 vs 後皮質性
　B）皮質下性痴呆
　　　＊道具障害（－）
　　　＊精神過程の緩慢化
　　　　知識ないし道具機能の活用，操作障害
　　　　人格，感情の障害
　　　　失念（forgetfulness：forgetting-to-remember）
　　　＊"前頭葉症候群"

表8　前頭葉―皮質下核神経回路網の各部位の障害による精神症状

障害部位	情動の変化	人格変化	強迫症状
前頭前野背外側皮質	うつ状態	不定	なし
眼窩面皮質	躁状態	脱抑制・易刺激性	あり
帯状回前部皮質	なし	無感情	あり
尾状核	うつ状態（左側，両側）躁状態（右側，両側）	脱抑制および易刺激性	あり
側坐核	なし	無感情	なし
淡蒼球	不定	無感情・易刺激性	あり
視床	躁状態（右側）	無感情・易刺激性	なし

(Cummings JL. Arch Neurol 50：875, 1993 の Table 1 を改変)

　この皮質性痴呆に対し，パーキンソン病や進行性核上性麻痺でみられる皮質下性痴呆（subcortical dementia）といわれる病態がある。すなわち大脳基底核，視床，脳幹等の皮質下核の障害によって生じる'痴呆'で，道

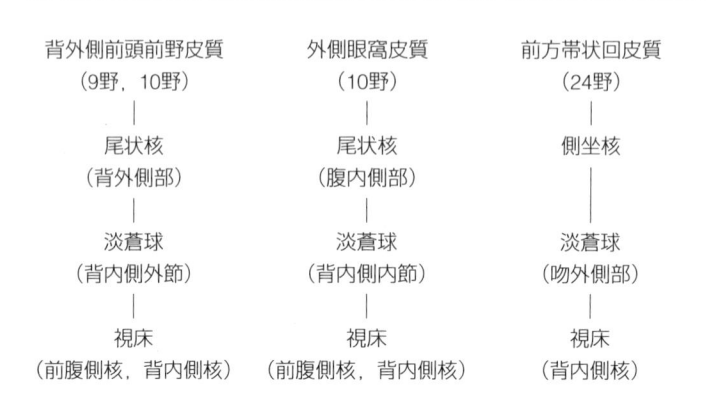

```
背外側前頭前野皮質      外側眼窩皮質         前方帯状回皮質
  (9野, 10野)         (10野)             (24野)
      |                 |                 |
    尾状核             尾状核             側坐核
   (背外側部)         (腹内側部)
      |                 |                 |
    淡蒼球             淡蒼球             淡蒼球
   (背内側外節)      (背内側内節)       (吻外側部)
      |                 |                 |
    視床              視床              視床
 (前腹側核, 背内側核) (前腹側核, 背内側核) (背内側核)
```

間接的回路並びに黒質と視床下核との連絡は省略

図19　前頭葉と皮質下核の三主要神経回路
(Cummings JL. Arch Neurol 50：875，1993 の Fig. 2 を改変)

具機能自体は保たれているが，その活用や操作に障害がみられ，精神過程は緩慢化し，人格や情動面にも変化がみられ，その特徴は表7のようにまとめられる。

この皮質下性痴呆の症状と前頭葉症状の類似性が指摘されており，これは通常図19に示した前頭葉—線状体—淡蒼球・黒質—視床—前頭葉という前頭葉皮質と皮質下核との密接な連絡によって説明される。表8にはこれらの各部位の障害によって生じるとされる精神症状を示す。なお精神機能の緩慢化は，視床，視床下核および脳幹網様賦活系の損傷による大脳皮質の覚醒ないし賦活の障害により生じると考えられている。この状態はいわば'打てども響かず'の状態である。ちなみに，上述の大脳基底核や白質の障害による血管性痴呆の前頭葉症候群類似の症状の発現機序もこのルートの障害によると想定されている。

ただしこれらの皮質下性痴呆や脳血管性痴呆でみられる前頭葉症候群類似の状態では，些細なことで怒鳴るなど情動の変化，葬式にシャツ姿でいくなど人格上の変化も認められるが，行動は淡々としており，前頭葉皮質そのものが障害される皮質性痴呆であるピック病でみられるような，周囲

表9 前頭葉症状を呈する病態の鑑別点

	FTD	MNDD	VD Binswanger T	Subcotical D
自発性低下	＋	＋	＋	＋
感情平板化	＋	＋	＋	＋
脱抑制	＋	＋	－	±
感情失禁	－	＋	＋	－
仮性球麻痺	－	＋	＋	－

FTD：前頭側頭型痴呆，MNDD：運動ニューロン疾患を伴う痴呆，VD Binswanger T：ビンスワンガー型脳血管性痴呆，Subcotical D：皮質下性痴呆
＊感情失禁と仮性球麻痺は錐体路の侵襲に対応する

を気にしない"我が道を行く"的態度は明らかでない。これらの鑑別点を表9に示す。

　なおパーキンソン病を代表に，皮質下性痴呆では動作および精神緩慢がみられ，かつ口数，表情に乏しいため，抑うつ気分は明確でないのに，しばしばうつ病ないしうつ状態と診断されている場合をよくみかけるので，抗うつ剤の使用には注意を要する。

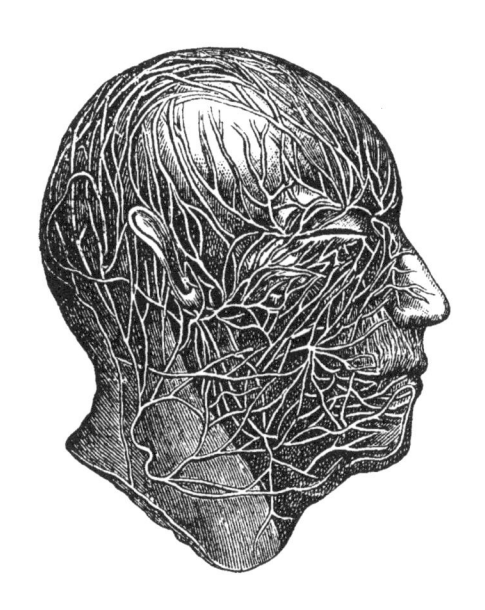

第7章
痴呆のケア

根本的な治療法がない現在，痴呆の患者さんをケアするには，個々の患者さんがかかえている問題点，すなわちそれぞれの患者さんの障害構造を把握することが大事で，単に痴呆のスクリーニング・テストである長谷川式や，MMSEのスケールで何点という情報はあまり役立たない。すなわち，的確な症候学的理解が要求される。それも，単に健忘，失語，失行，失認といった巣症状だけではなく，一個体としての言動の崩れ，すなわち全体的言動の変容に目を向ける必要がある。

A．ケアの基本

痴呆症はもとより，患者さんのケアにおいて，最も大事なのは，被介護者と介護者との間の人間関係であることは言うまでもない。ここでは神経心理学的視点からみたケアに際しての基本を述べる（表10）。

脳が侵された患者さんをケアする場合，個々の患者さんの障害，すなわち侵されている機能を把握するのは当然であるが，同時に保たれている機能を知ることは極めて大切である。

なぜなら，脳が侵されてある機能が障害された場合，とりわけ変性疾患のように病的過程が進行する場合には，保たれた脳部位による多少の代償はのぞめても，元の機能状態にもどることは困難で，侵された機能へのリハビリはむしろ患者さんへの負担を高め，ケアとして逆効果をもたらすこ

表10　痴呆のケア
　　　手続き記憶の活用
　　　前方型痴呆
　　　　被影響性亢進・常同症の活用
　　　　　→　ルーティーン化療法
　　　　本能・情動の活用
　　　　　→　リンビック療法
　　　後方型痴呆
　　　　自動性意図性の解離

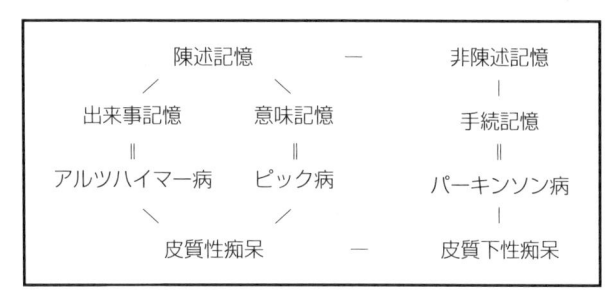

```
        陳述記憶           ―     非陳述記憶
       ／    ＼                    ｜
   出来事記憶   意味記憶            手続記憶
      ‖        ‖                    ‖
  アルツハイマー病 ピック病          パーキンソン病
       ＼     ／                    
        皮質性痴呆        ―      皮質下性痴呆
```

図20　痴呆疾患の記憶障害

とが多いからである。言い換えれば，保たれた，あるいは残された機能をうまく活かすことがケア上大切である。

　脳皮質変性性痴呆疾患に共通して保たれる機能として，体で覚えた記憶，あるいは昔取った杵柄，すなわち手続き記憶があげられる（図20）。これは，アルツハイマー病でもピック病でも通常は一次領野，それも体性運動感覚領域，あるいは大脳基底核－小脳系が障害を免れることと対応していると考えられる。実際には，かなり進行した症例でもピアノが弾けたり，カラオケが上手に歌えたり（症例8），編み物が上手に編めるといった形で表現される。

B．アルツハイマー病で留意するポイント

　すでに指摘したように，アルツハイマー型痴呆例では日常生活上での症状の動揺，あるいは日常生活上とテスト場面での能力の解離にしばしば気付かれる。例えば診察室で背広を着てもらうと，どうしてもうまく着れない人が，家では何げなしに簡単に着ているところを家族が目撃している。
　これには，もちろん変性過程が未だ不完全であることや，健常な部位の代償機転なども関与していると思われるが，大きな要因として自動性と意図性の解離の現象がある。すなわち意図的，意識的状況下では自動的ない

し手続き的記憶がうまく引き出せない。逆に言うと，自動的ないし意識しない自然な状況下では手続き記憶を使っている。この学習により獲得された手続き記憶の自動的，無意識的取り出しには補足運動野が関与する。一方，意識的に運動を組み立てる場合には頭頂葉が重要な役割を演ずる（図13，38頁参照）。そうすると，その頭頂葉が機能不全の状態となっているアルツハイマー型痴呆例は，意識すればするほど，手続き記憶の取り出しは困難となり，意識的に新たに運動を組み立てざるをえない状況に追い込まれ，その結果，不自然なぎこちない動きや空間性の誤りが現れる。

したがって，アルツハイマー型痴呆例では，できるだけ自然な状況下，あるいは馴れ親しんだ環境で行動していただく。そして，ある行為ができない場合でも，せかさない，横からヤイヤイ言わない，言い換えれば意識的状況下に追い込まないことが大切である。また，物をキッチリ揃えるとか，空間的定位が要求される状況をできるだけ避けることも大切である。

C．ピック病で留意するポイント

ケアの重要なポイントとして，アルツハイマー病と異なり，ピック病では行為自体の崩れはないことを利用することが大切である。'我が道を行く'行動は極めて厄介な症状であるが，行動自体は単純であり，勝手に物を持っていくという行動に対して前もってお金を払っておくという御家族もおられた。

筆者らはルーティーン化療法と名付けているが，被影響性の亢進と固執傾向を利用し，編物やカラオケなど本人の趣味，ないし'昔取った杵柄'を1日の日課に組み入れる方法を試みている。またすでに常同行動がみられる場合は，他者に危害を加えるようなものでない限り，制限はせずむしろその行動をケアに活用するほうが得策である。

第8章
薬物療法と看護・介護

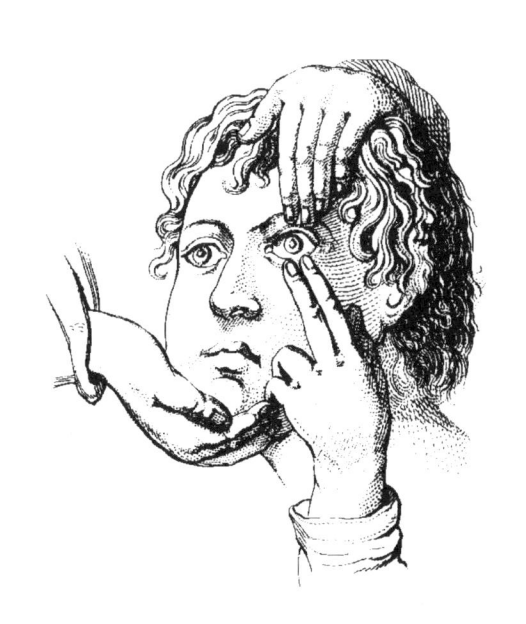

脳血管性痴呆は脳血管障害の危険因子である高血圧，糖尿病，心疾患，高脂血症等の管理が重要で，それにより予防あるいは進行の防止が多少とも可能となる。一方，脳変性性痴呆に対しては，アルツハイマー型痴呆に対する新薬剤が登場したとはいえ，根本的な治療的接近は未だに困難な状況にある。したがって，ここで述べる治療指針は基本的にはあくまでも対症療法である。

A．診断のポイント6ヶ条

　①表1に示したような「治療が可能な病気」を除外する。
　②急にまとまりのない言動や行動がみられる場合は，身体疾患や薬剤（特に精神安定剤や睡眠薬，抗コリン剤など精神科関連の薬）による意識の混濁であるせん妄を考える。
　③活動が落ちるため一見痴呆と間違われやすいうつ病に注意する。アルツハイマー型痴呆では活気がなくなってきてもうつ病と異なり通常明確な抑うつ気分はみられない。
　④自ら物忘れを訴える場合は，むしろ正常範囲の老化ないし神経症性のものを考える。
　⑤骨折や身体疾患，あるいは脳血管障害などにより長期間臥床し，身体的にも精神的にも機能が低下する廃用症候群では，活動性を高める工夫をする。
　⑥高齢者で亜急性に痴呆状態が進行する場合は，慢性硬膜下血腫に注意する。

B．治療方針

1） 薬物療法

　アセチルコリン分解酵素阻害剤である donepezil はアルツハイマー病の痴呆症状の進行を抑制する可能性が指摘されており，健忘症状が前景に立ち全般性痴呆症状が目立たない亜型ではとりわけ効果が期待される．

［処方例］

donepezil（3 mg） 1錠　分1　適当な時刻　1〜2週続け，その後 5 mg 錠 1 錠を継続

以下は原因疾患を問わない対症的薬物療法の例である．

- 情緒障害

［処方例］

aniracetam（200 mg） 3錠　分3

- 意欲・自発性低下

［処方例］下記のいずれかを用いる

a）nicergoline（5 mg） 3錠　分3

b）amantadine hydrochloride（50 mg） 2〜3錠　分2〜3

amantadine 増量の際は幻覚に注意．

- 抑うつ並びに常同症状

［処方例］

fluvoxamine（25, 50 mg）2錠　分2

常同症状に対しては 1 日量 300 mg まで増量を考慮．

- 夜間譫妄

［処方例］
tiapride（25, 50 mg）　1〜3錠　分1〜3

- 物盗られ妄想，興奮・徘徊

［処方例］下記のいずれかを用いる
a) bromperidol　1〜3 mg　分1〜3
b) haloperidol　0.5〜1.5 mg　分1〜3
c) risperidone　0.5〜2 mg　分1〜3
いずれも少量から開始し，過鎮静に注意。

- 不眠

［処方例］下記のいずれかを用いる
a) zopiclon（7.5 mg）　1錠　眠前
b) brotizolam（0.25 mg）　1錠　眠前
筋弛緩作用を有するベンゾジアゼピン系の薬剤使用の際は脱力・ふらつきに注意。

2) 看護・介護のポイント5ヶ条

①"昔とった杵柄"のような痴呆患者でも通常保たれている体で覚えた記憶ないし趣味を活用する。

②診察場面では着衣が困難でも，自宅では容易に着衣が可能という例に反映されているように，急がせたり，意識的状況下に追い込まず，できるだけ自然な自動的状況を設定する。

③前方型痴呆では毎日同じおかずを食べたり，毎日同じコースを散歩するといった常同行動をうまくケアに組み入れる（ルーティーン化療法）。

④デイケアやショートステイなど介護システムを有効に利用する。

⑤他介護保険の判定の際には，アルツハイマー型痴呆定型例に特徴的な，障害を取り繕う反応に惑わされ，障害を過小評価しないようにするこ

とが大事である。

3) 患者・家族説明のポイント

　早期に発見すれば治る痴呆や予防できる痴呆があることを知っていただき，早めに専門医に相談することを勧める。なりたくてなったわけではない痴呆症者を家族みんなで介護していくという心構えが大事であることを説明するとともに，地域の保健福祉担当課や老人性痴呆疾患センター等に相談し，上手に様々な社会資源を活用することを勧める。

第9章

おわりに

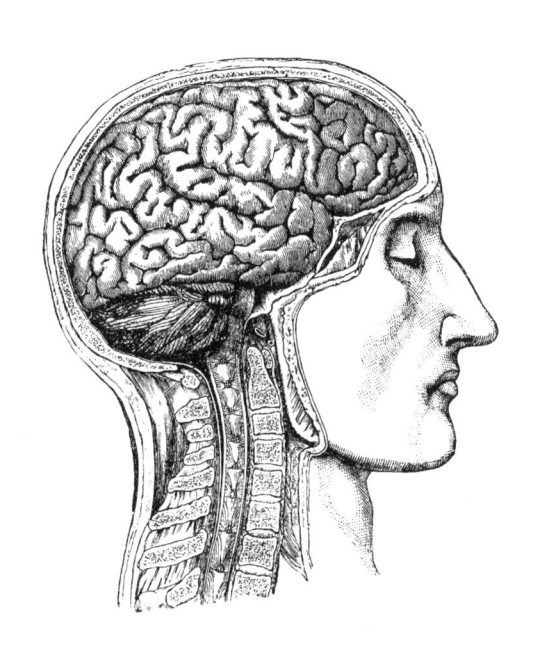

さて，図7aとb（21頁参照）の絵のうち，どちらが病前の絵であろうか。答えは，CD-ROMの症例11の解説部分を呼んでいただきたい。その前に，aあるいはb，いずれにしろこのような絵が描けていることから，この患者さんの病気は脳の後方部を侵す疾患ではないことが分かる。すなわち，頭頂葉を中心とする脳の後方部が障害された場合は，到底このような三次元的な外観さえも保たれた絵を構成することは不可能である。

痴呆を含め，脳あるいは心に変化をもたらす精神神経疾患を診る場合は，本人自ら受診されたのかどうか（病識の有無）という点に加え，患者さんの外見並びに言動に注意すれば，それだけでほとんどの患者さんの診断は可能であることを，最後に強調しておきたい。

総説文献

1) Pick, A.: Studien zur Lehre vom Sprachverstädnis. Beiträge zur Pathologie und pathologischen Anatomie des Centalnervensystems mit Bemerkungen zur normalen Anatomie desselben. Karger, Berlin, 1898. 倉知正佳, 榎戸秀昭訳: 神経心理学の源流—失語編 (下), 秋元波留夫, 他編, 創造出版, 東京, 1984, pp 71-88

2) Pick A: Ueber einen weiteren Symptomenkomplex im Rahmen der Dementia senilis, bedingt durch umschriebene stärkere Hirnatrophie (gemischte Apraxie). Mschr Psychiat Neurol 19: 97-108, 1906

3) Onari K, Spatz H: Anatomische Beiträge zur Lehre von der Pickschen umschriebenen Großhirnrinden-Atrophie ("Picksche Krankheit"). Z Ges Neurol Psychiat 101: 470-511, 1926

4) Spatz H: La maladie de Pick, les atrophies systematisées progressives et la sénéscence cérébrale prematurée localisée. Atti del Primo Congresso Internationale di Istopathologia del sistema nervoso, Rom. Vol. 2, 375-406, 1952

5) Denny-Brown D: Positive and negative aspects of cerebral cortical functions. NC Med J 17: 295-303, 1956

6) 井村恒郎: 失語の意味型—語義失語について—. 精神医学研究 2, みすず書房, 東京, 1967, pp 292-303

7) 時実利彦: 目で見る脳—その構造と機能—. 東京大学出版会, 東京, 1969

8) Tuchmann-Duplessis H, Auroux M, Haegel P: Illustrated human embryology Vol II Organogenesis. Masson, Paris, 1972. 永野俊雄, 他訳: カラーアトラス人体発生学 3, 神経系および内分泌腺, p 83, 廣川書店, 東京, 1979

9) MacLean PD: A triune concept of the brain and behavior. Univer-

sity of Toronto Press, Toronto, 1973
10) Tissot R, Constantinidis J & Richard J : La Maladie de Pick. Masson, Paris, 1975
11) Lhermitte F : Human autonomy and the frontal lobes. Part II : patient behavior in complex and social situations : the "environmental dependency syndrome". Ann Neurol 19 : 335-343, 1986
12) 松下正明：Alzheimer病にみる行動異常―高次精神機能の解体の一側面―. 日本臨床 45：366-370, 1987
13) 酒田英夫：記憶は脳のどこにあるか. 岩波書店, 東京, 1987
14) Gustafson L : Frontal lobe degeneration of non-Alzheimer type. II. Clinical picture and differential diagnosis. Arch Gerontol Geriatr 6 : 209-223, 1987
15) Neary D, Snowden JS, Northen B, Goulding P : Dementia of frontal lobe type. J Neurol Neurosurg Psychiatry 51 : 353-361, 1988
16) Snowden JS, Goulding PJ, Neary D : Semantic dementia ; a form of circumscribed atrophy. Behav Neurol 2 : 167-182, 1989
17) 田辺敬貴, 池田 学, 中川賀嗣, 他：語義失語と意味記憶障害. 失語症研究 12：153-167, 1992
18) Hodges JR, Patterson K, Oxbury S, et al : Semantic dementia ; progressive fluent aphasia with temporal lobe atrophy. Brain 115 : 1783-1806, 1992
19) Ikeda M, Tanabe H : Two forms of palilalia : a clinicoanatomical study. Behavioural Neurology 5 : 241-246, 1992.
20) 田辺敬貴, 池田 学, 中川賀嗣, 他：脳変性疾患の脳画像と神経心理. 西村 健編：精神医学レビュー No. 8, 老年期の精神障害, pp 32-52, ライフ・サイエンス, 東京, 1993
21) 丹治 順, 嶋 啓節, 虫明 元：大脳高次運動野と運動記憶. Brain Medical 7 : 301-306, 1995
22) 池田 学, 田辺敬貴, 堀野 敬, 小森憲治郎, 他：Pick病のケア―保た

れている手続記憶を用いて―. 精神経誌 97：179-192, 1995
23) Tanabe H, Nakagawa Y, Ikeda M, et al: Selective loss of semantic memory for words. *In* Ishikawa K, McGaugh JL, Sakata H (eds)：Brain Processes and Memory. pp 41-152, Elsevier Science, Amsterdam, 1996
24) Snowden J, Neary D and Mann DMA：Fronto-temporal lobar degeneration：fronto-temporal dementia, progressive aphasia, semantic dementia. Churchill Livingstone, London, 1996
25) 田辺敬貴：知能障害の臨床像―精神科の立場より. Clin Neurosci 14：77-80, 1996
26) Progressive isolated amnesia. Neurocase 2：107-109, 1996
27) 田辺敬貴：行為のアルゴリズム. Brain Medical 10：27-31, 1998
28) 田辺敬貴：アルツハイマー型痴呆の神経心理学的研究―全体的行動の変容と単位的機能の変容，ピック病との対比を通して―. Dementia Japan 12：11-17, 1998
29) 田辺敬貴, 畠中雄平：知能の障害.（松下正明総編）臨床精神医学講座 第1巻 精神症候と疾患分類・疫学（浅井昌弘, 小島卓也編），中山書店, pp. 18-27, 1998
30) 田辺敬貴：強迫症状の神経心理学. 脳の科学 21：815-823, 1999
31) Tanabe H, Ikeda M, Komori K：Behavioral symptomatology and care of patinets with fronto-temporal lobe degeneration-based on the aspects of the phylogenetic and ontogenetic processes-. Dement Geriat Cogn Disord 10（supp. 1）：50-54, 1999
32) 田辺敬貴：痴呆疾患の症候学的理解とケア. 臨床神経心理 10：1-8, 1999
33) 田辺敬貴, 松浦千枝子, 愛媛県監修：痴呆の正しい理解―予防，治療，介護のために―（池田 学編），愛媛大学医学部神経精神医学教室, 1999
34) Tanabe H：Clinical concept of frontotemporal dementia. Neur-

opathology 20：65-67, 2000
35) 田辺敬貴：ピック病. KEY WORD 精神第 2 版, pp 108-109, 先端医学社, 東京, 2000
36) 田辺敬貴：脳局在症状. 日医雑誌 125：76-80, 2001
37) 池田　学, 田辺敬貴：痴呆の分類はどのようにすべきか―前方型痴呆の分類を通して―. 神経心理 16：110-116, 2000
38) 田辺敬貴：老年期の痴呆. 今日の治療指針, pp 264-265, 医学書院, 2001（掲載予定）

付録

痴呆の症例集（CD-ROM 解説集）

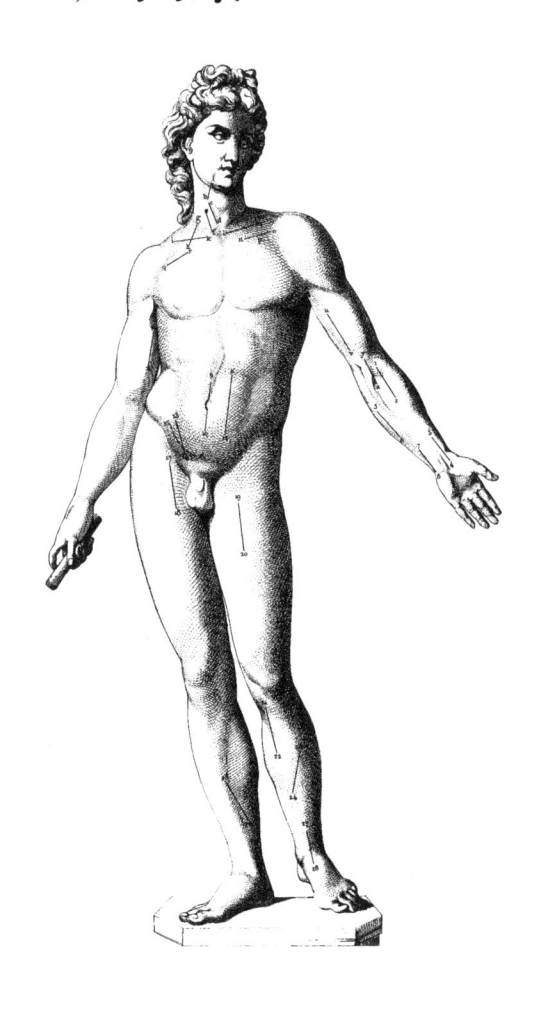

付録 CD-ROM の使い方

- HTML のメニュー画面（症例選択画面）をご使用になる場合には，Web ブラウザが必要です。Microsoft Internet Explorer 4.0 以上や Netscape Communicator 4.7 以上の Web ブラウザなどをご使用ください。
- サウンド再生機能およびスピーカが必要です。

●起動するためには，

[Win] マイコンピュータなどで CD-ROM のアイコンをダブルクリックし，開いたフォルダ中の index.htm をダブルクリックします。

[Mac] CD-ROM をセットするとフォルダが開くので，その中の index.htm をダブルクリックします。

＊各々，ブラウザ上にメニュー画面（下図参照）が表示されますので，症例を選択すると動画が再生されます。

「ファイルのダウンロード」ウインドウが開いた場合，「上記の場所から実行する」を選択して「OK」ボタンをクリックしてください。

●メニュー画面が表示されなかったり，動画が再生されない場合には，

[Win] マイコンピュータなどで，「Avi」フォルダ中の各症例の avi ファイル（Shorei 01.avi など）をダブルクリックすれば，動画が再生されます。

[Mac] 「Mov」フォルダ中の mov ファイル（Shorei 01.mov など）をダブルクリックすれば，動画が再生されます。

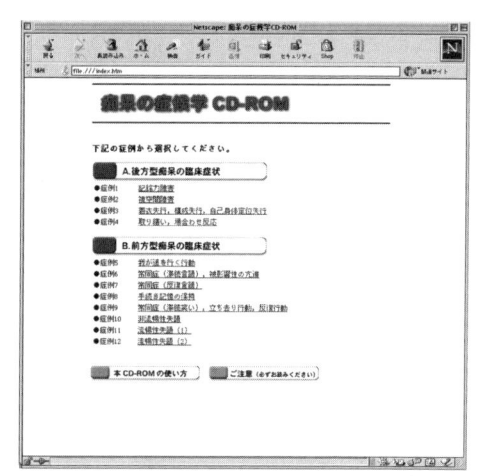

■ ご注意（必ずお読みください）

- 本製品は書籍の付録として添付されている CD-ROM のため，ユーザー登録・ユーザーサポートの対象外とさせていただいております。ご了承ください。
- 本製品は，Windows，Macintosh のハイブリッド版です。
- 本製品の著作権は，㈱医学書院または著者，あるいはこの双方が有しており，著作権法，関連諸法規，関連国際条約等で保護されています。
- 本製品の内容は，著作権により保護されており，一部または全部を無断転載すること，改変することは禁止されています。
- ㈱医学書院は，本製品を運用した結果，お客様に直接・間接の損害が生じた際には，その原因が本製品に含まれる瑕疵によると判断される場合に限り，本製品の交換，または本製品の代金相当額を限度として補償いたします。その原因が本製品に含まれる瑕疵以外によると判断される場合には，㈱医学書院は一切責任を負いません。
- 患者のプライバシー保護およびハードウェアの技術的な制約のため，各画像，音声などは完全な複製ではありません。
- Windows は米国 Microsoft Corporation の登録商標です。
- Apple, Macintosh, QuickTime の名称は，Apple Computer, Inc. の登録商標です。
- ユーザーはこの「ご注意」の内容をご承諾の上，ご利用になるものとします。

ここで登場していただく患者さん達は，前任地の大阪大学で10年程前に診させていただいた方々である．ビデオの撮影はもちろん患者さん並びに御家族の了承を得て行なわれたものであり，CD-ROMでは患者さんのプライバシーを守るために，画像，音声，会話の内容等に修飾を加えてある．特に多くの事を学ばせていただいたこれらの患者さん，並びに御家族の方々にあらためてお礼を申し上げたい．

　なお当時筆者もまだ若輩で，今から思うと患者さんとのやり取りが随分ぞんざいで，もっと丁寧な診察をすべきだったと反省させられる．

　本誌の意図は，症候学の把握にあるので，是非とも繰り返しビヘイビアをみていただきたい．また，その中で筆者が気付いていない点があれば，是非とも御教示いただきたい．

《症例一覧》

A．後方型痴呆の臨床症状
　1）記銘力障害〈症例1〉
　2）視空間障害〈症例2〉
　3）着衣失行，構成失行，自己身体定位失行〈症例3〉
　4）取り繕い，場合わせ反応〈症例4〉

B．前方型痴呆の臨床症状
　1）我が道を行く行動〈症例5〉
　2）常同症（滞続言語），被影響性の亢進〈症例6〉
　3）常同症（反復言語）〈症例7〉
　4）手続き記憶の保持〈症例8〉
　5）常同症（滞続笑い），立ち去り行動，反復行動〈症例9〉
　6）非流暢性失語〈症例10〉
　7）流暢性失語〈症例11，12〉

A．後方型痴呆の臨床症状

1) 記銘力障害〈症例1〉
3つの物品テスト
　時計, かぎ, 鉛筆　命名可能で即時再生も可能。
　distraction：猿も木から　補完可能。
　意味説明も"油断をしたら間違いが起こる"と可能。
　　　　　　：似た諺を挙げる課題　"筆"のヒントで"弘法も筆の誤り"
　　　　　　　と可能。
　自発再生：「かぎ」しか覚えていない　検者があと'2つ'と口を滑らす
（通常は2つのヒントは与えない）→　いくつあったかも不確実な場合が
あるため。
　再認再生：あったか，なかったかを問う。
　　　ケシゴム　　→　あったと思う　　×
　　　ボールペン　→　あった思う　　　×
　　　ハンカチ　　→　なかった　　　　○
　　　トケイ　　　→　あった　　　　　○
　　　モノサシ　　→　なかった　　　　○
　　　カイチュウデントウ　→　なかった　○
　　　エンピツ　　→　あったように思う　○
　このように数分しか経っていないのに再認すらおぼつかない。
　さらに，いくつあったかの問いに，1つか2つと答える。
　　　→良性ないし生理的老化では少なくとも，再認再生は可能で，いく
　　　　つあったかを間違うことはない。
　患者さん自身の内省：
「物忘れがきつい，書いてあっても忘れる」→　物忘れに対する自覚あ

り（病識は明確)。

　本例は数年をかけて物忘れのみが進行し，他の後方症状が目立たなかった緩徐進行性健忘例．図13の画像を参照．

　本例のように，記銘力障害が強い例では，メモ用紙あるいは黒板に書いた文字を用事が終わって消してしまうと，後で自分で消したかどうかも不明になるので，文字の上に線を入れるようにしたほうが良い．

2) 視空間性障害（特に対他との空間的関係での定位障害）〈症例2〉

［ゴルフに対する質問］

　ドライバーは何とか打てるが，パターがダメ，変な格好になっていると言われる　→　ドライバーは体で覚えた記憶で一気に打つ，視空間性定位の要素がパターに比べ少ない．

　一方，パターはボールとパターのヘッドの向きと，さらにホールを見るというように，視空間性定位の要素が大きい．

［スティックでの形態構成］

　スティックをつまみ取る（reaching & picking up）こと自体には何の困難さもない．

　しかし手本通りに形を構成することができない，ただしうまく構成できてないことは分かっている　→　手本の形を正確に述べることができ，自分が作った形が手本と違っていることは認知できるので視覚的形態把握は可能．視覚構成ができない，別の言い方をすれば，スティック同士を視空間的に正しく定位できない．

　従来，構成失行と呼ばれてきた症状．

　図11の図形の模写をしていただいたのがこの患者さんである．丸は何とか描けているが，三角形の模写さえおぼつかない．すなわち，丸は一筆で描けるが，三角形で各線を空間的に配置ないし定位しようとすると途端に視空間性操作能力の障害が露となる．

3） 着衣失行，構成失行，自己身体定位失行〈症例3〉

［服を着る課題］

患者さんは，服の上下左右，裏表，つまりどちらのそでにどちらの腕を通すかは正確に述べることができる，しかしうまく着れない。

ただしこの患者さんは，試行錯誤を繰り返すという'修正ないし接近行動'を示す → これは目標行為が分かっていることを物語っている。

通常のアルツハイマー型痴呆例で服が着れない場合，ここまで接近行動を繰り返すことはない。その時点ではもはや病識は明確でない。

この症例は病識も明確で通常のアルツハイマー型痴呆例とは異なる。非定型アルツハイマー型痴呆例，あるいは大脳基底核変性症（corticobasal degeneration）が疑われる。

［スティックでの形態構成］

手本が三角形であることは即座に答える。しかしこんな簡単な課題が困難。前例と同じくスティックをつまみ取ることには何の困難もない。斜めに置いた一本のスティックに他のスティックを空間的に正しく定位できない。

ここでは左手にも注目。本人は右利きであるが，このような構成課題の場合，通常は両手を使う → 左手の不使用の症状が認められる。脳血管障害だけでなく，右半球，劣位半球を主体に侵す脳変性疾患でもこの運動無視（motor neglect）の症状がみられる場合がある。

［イスに座る課題］

ただ単に座ることは可能。この場合は対他との関係で椅子に座るという空間的定位の負荷はない。

ところが検者に真向いに座るというように，対他との空間的関係で自己身体を正しくイスに定位するということが要求されると，こんな簡単な課題がはたと困難となる。

ただし上述の着衣と同じで目標行為は分かっているので接近行動を繰り返す。

通常のアルツハイマー型痴呆例でも自己身体の空間的定位が障害され，電車の中で空いている席に座ろうとして他人の膝に座ってしまう場合があるが，その時点では病識もうすれ，このような明確な接近行動をとることはない。

今一つの注目点は患者さんがイスの右から接近していっている点である。これは左手の不使用傾向に表されているように，この患者さんは左半側空間無視の症状を有しているためと推察される。

4） 取り繕い，場合わせ反応〈症例4〉
剖検にて確定診断がなされたアルツハイマー病例

剖検にて確定診断がなされたアルツハイマー病例で，'取り繕い，場合わせ反応'の具体例を示しておく。本例は言語機能の解体が顕著でジャルゴン失語の状態を呈しており，以下のやり取りに現れているように内容的にはほとんど的を獲ていないが，全体的な流れの上では一見会話は成立しているかのようにもっともらしく聞こえる。

Dr. この前来たこと覚えてる？
Pt. そやそや，みな おうて おもうてまんがな
Dr. いつ来たかな？
Pt. この前ねえ ここからここまではいっとったわ
Dr. ○○さん 名前何でしたかねえ？
Pt. 私は別に もうないんですわ あのー あれー あれへんも
Dr. お歳はお幾つでした？
Pt. えーと これ こうみて
Dr. これ何？（櫛をみせて）
Pt. そらもうあれや 分かってまんがな 誰でも
Dr. どうやって使う？
Pt. いやいや 別に あれや ふちからふちからふちからふちから はいよん はいおう かいこう というように（身振りをまじえながら）まあいきよる分けや

Dr. ふーん
Pt. なあーそれであれや　ものすごくようきくねん

　おそらく日本語に通じない外国人がこのやり取りを聞くと，会話が成立しているように思うであろう．

B．前方型痴呆の臨床症状

1)　「我が道を行く」行動 going my way behavior 〈症例5〉

　従来, 脱抑制（disinhibition）あるいは反社会的行動（antisocial behavior）と称せられてきた症状。会話が途切れた時の鼻歌に注意されたい。

　会社にはちゃんと行っていると答えているが, 実際には勤務時間中にパチンコに行ったり, ほとんど勤めになっていない。

　夕方は6時に寝る, 夕食は5時半にする, といった, 投げやりな応答に終始する。

　奥さんとは実際には喧嘩が絶えない状況である。

　「猿も木から落ちる」の意味を問うと,「猿が木から落ちることですわ」と字面通りの答えをし, 裏の意味を問うても,「知りません」と愛想なく答えるが,「似た諺は」と問うと, 即座に「弘法も筆の誤り, でしょう」と答える。これが従来 '考え不精（Denkfaulheit）' と呼ばれてきた症状である。

2)　常同症（滞続言語）, 被影響性の亢進 〈症例6〉

　住所を尋ねても「大正14年何月何日」と, 前の生年月日に対する答えを繰り返す。

　これは従来, 滞続言語（stehende Redensart）と呼ばれてきた症状である。この保続は何らかの刺激に対して同じ反応が出現していることから意図性保続に相当する。

　横から同伴者が「あびこ町…何やの」の言葉をかけると, 即座に「あびこ町‥」と反響的に言うが（被影響性の亢進）, 再び「大正14年何月何日」となる

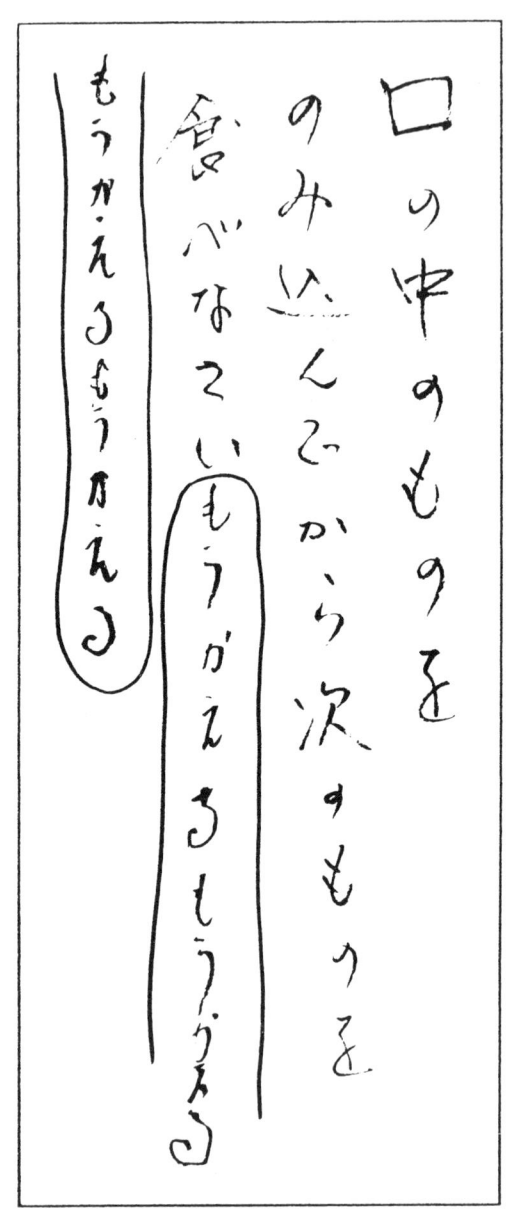

口の中のものを
のみ込んでから次々ものを
食べないで いもうがえるもうがえる
もうがえるもうがえる

図21　反復書字

指示を受けに来た女医さんに，患者さんをよけてしゃべるため検者が首をかしげると，それを見た患者さんが同じように首をかしげる　→　反響行為（echopraxia，これも被影響性の亢進の一症状である）ないし模倣行為（imitation behavior）

検者が手を挙げると反射的に挙げてしまう　→　反響行為ないし模倣行為（imitation behavior，被影響性の亢進の症状）；外的刺激にすぐ反応してしまう

パズル課題を見せると，各図形をなぞってしまう　→　なぞり行為（被影響性の亢進の症状）

著明な筋萎縮にも注目されたい　→　本例は運動ニューロン疾患を伴う痴呆（motor neuron disease with dementia）例

3)　常同症（反復言語）〈症例7〉

同じ言葉が反復される症状に注目されたい。「これから何してくれはんの，コーヨーパラダイス，1500円，夜中にいけへん，これから何すんの」

この症状は反復言語（palilalia）ないし同語反復と呼ばれ，問いかけに対して同じ言葉で反応する先述の滞続言語と異なり，一旦出た言葉が繰り返されることから，保続の中では間代性保続に相当する。

本例の反復言語の性質は，一定の速度で発語され，他者の言語的介入があっても，それまで本人が繰り返していた同じ内容が反復される点にある。この点が，パーキンソン病や進行性核上性麻痺といった錐体外路系疾患，あるいは仮性球麻痺でみられる反復言語と異なる。

すなわち，これらの病態では，あたかもパーキンソン病の突進現象と対応するように発語の速度は加速し，しばしば音量は低下し（palilalie aphone），他者の言語的介入があると，今度は他者の言葉を反響的にとり，繰り返す（echopalilalia）。前者は atonic, homophonic, autoecholalic palilalia（ここで autoecholalic という表現が使われるのは例えば本例では「これから何すんの」という自分が言った言葉が繰り返されるため），後者は spasmodic, heterophonic palilalia と呼ばれる。

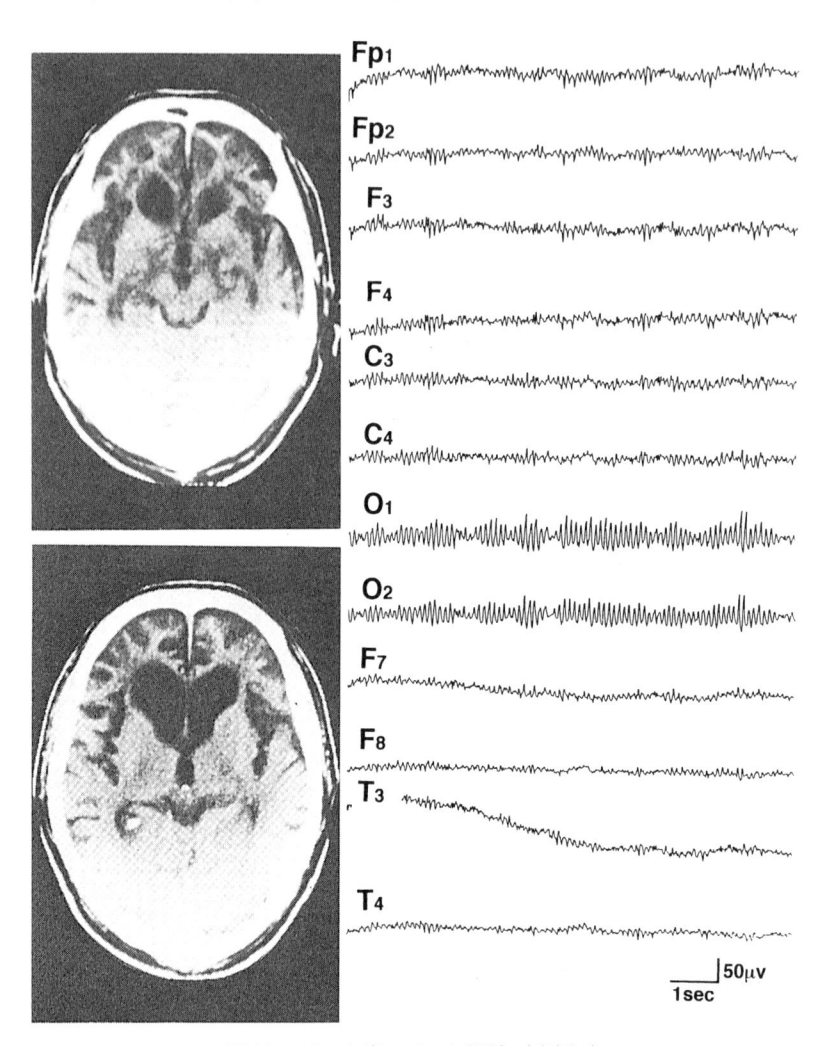

図 22 ピック病の CT と脳波（症例 8）

ちなみに保続は Liepmann により以下の 3 型に分けられる。

　緊張性：強制把握
　間代性：反復症状
　意図性：滞続症状　　＞ 常同症状

ジュネーブ学派にならい，ここで言う常同症とは間代性と意図性の保続を含む。

「これから何してくれはんの」に続いて，顔を指で何回かなぞる行為がみられるが，これは反復運動ないし行為（palikinesia）とよばれる症状である。ちなみにこの症例では寡黙になってから反復書字（paligraphia）（図21）も認められた。

本例では，これらの要素的常同症の他に，同じコースを何度も散歩するといった，周徊（roaming）と呼ばれる日常生活上での常同症状も認められた。

本例でも質問に対して考え不精の傾向があり，さらにビデオの最後の方では被影響性の亢進の症状としてなぞり行為もみられる。このように前方型痴呆例では，様々な全体的行動の変容症状がしばしば組み合わさってみられる。

4) 手続き記憶の保持〈症例8〉

本例は前頭葉優位型例で，我が道を行く行動が目立ち，入院前には店先の羊羹を勝手にとって食べたり反社会的行動のため，しばしば警察のやっかいになった。その後は自発性の低下が目立つようになり，この老人病棟でもレクリエーションなどにはあまり参加せず，出ても途中で立ち去り，他患の布団に入り糞尿を垂れ流し，そのため殴られたりする出来事が相次いだ。

しかし，このようにカラオケが上手であることが分かり，促されるとマイクを持ちその曲を最後まで歌い，また何曲もリクエストに応じて歌うので，他患との関係も改善し，さらに介護上も役立った。

　→　ルーティーン化療法（routinizing therapy）

間奏の時，馴れた手つきでマイクのスイッチをきる仕草にも注目されたい。

図22に本例のCT像と脳波を示す。前頭葉を中心に脳の前方に著明な萎縮がみあれるが，脳波は保たれている。→　表5参照

反復言語等の常同症が目立った前出の症例7は編物が上手で，病棟生活に編み物を導入することによって，介護者の負担が軽減した．ただし指の皮がはがれるまで常同的に編み続けることがあるので注意を要する．

このように皮質性痴呆では体で覚えた手続記憶はかなり進行した状態でも保たれているのでケア上，役立てることができる．→　ルーティーン化療法

5）　常同症（滞続笑い），立ち去り行動，反復行為〈症例9〉

本例では，意味のある発語はほんんどみられず，このような無気味な笑いに終始した．ただし，患者さんを1人にしておくと，ほとんどこの笑いはみられず，こちらの何らかのはたらきかけに対して笑いで反応している．その点で，この症状は意図性の保続の一種と言え，滞続笑いとでも呼べようか．

言語機能が廃絶している分けではなく，内科の主治医の名前については正しく反応している．

イスから立ち去っていく行動がみられるが，これは吉田，松下らにより立ち去り行動（running away behavior）と名付けられており，我が道を行く行動の1つである．

両手で大腿をさする反復行為にも注意されたい．

6）　非流暢性失語〈症例10〉

脳変性疾患では一次領野は通常保たれるが，本例では左半球の中心前回下部にも変性が及び，その結果構音にも障害がみられる．構音障害（dysarthria）に加えて，例えば復唱で明瞭であるが失構音（anarthria）が認められる；

　　クルマ　→　クズマ　音の歪みないし音韻変化
　　ヒコーキ　→　ヒコキ　単純化（simplification）
　　ツクツクボーシ　→　ツクツクコシ，ツクツクボシ　音韻変化，単純化
　　「空が青い」，「おはようございます」，などの復唱の際，検者の発話と

ほぼ同時に発語を始める同時発話（sylalia）とも呼ばれる症状もみられる。この症状は血管病変によるブローカ失語でもしばしば認められる。

自発語は乏しいが，'猿も木から'に続けて「落ちる」と補完することはできる。

構音が困難なため，発語を要求すると，人差し指を動かし文字を書く動作がしばしばみられた。

7) 流暢性失語〈症例11, 12〉

選択的な語の意味記憶の喪失状態である語義失語像を呈した2例を取り

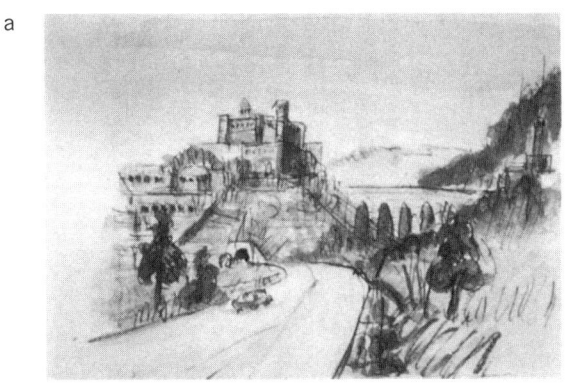

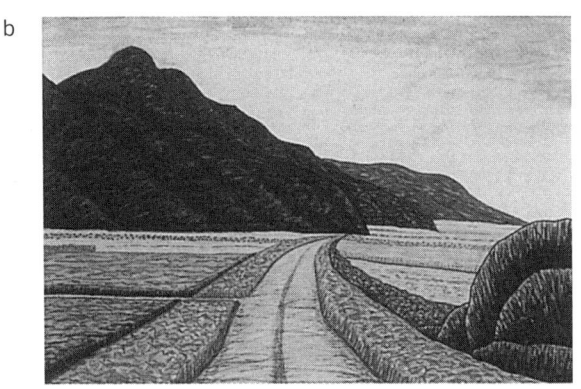

図23 ピック病例。発病前（a）と発病後（b）の絵。

上げる．この症状のため，患者さんはアルツハイマー病あるいは Ganser 症候群（ヒステリーの一種）とよく誤診されている．

　前者については，言葉の意味が分からないため，例えば「予約に行って下さい」と言っても，予約という語の意味が分からず予約に行っていない，それがいわゆる物忘れとみなされ，アルツハイマー病と診断される．後者については，計算なんかは即座にできるのに，あまりにも簡単な言葉が分からないので偽痴呆と間違えられる．

絵の話し（図23 a，b）

　本例が図7を描いた患者さんである．図23 a, b にそれぞれ病前と病後の別の絵を示す．図7 a, b と対比して見ていただきたい．

　答えは図7 a が発病前で図7 b が発病後の絵である．明らかに発病前後で絵のタッチに変化がみられる．これは次のように解釈できるかもしれない．すなわち，図7と23，いずれも発病後に描かれたbの絵は知覚したものを再生するという点では写実的で正確であり，それはあたかもこの患者さんが意味は分からなくとも言葉を正確に復唱できることと対応しているように思われる．

　しかし，左の発病前の絵のように，風景に個人的な意味を付与して，省略や強調を加えるといった技法が消失している．すなわちうがった見方をすれば，言葉がその意味を失ったように，作者が絵に込めたい内容が欠落しているのかもしれない？もちろん発病後の絵にはキッチリ写すという固執傾向も反映されていよう．

　この絵を見ただけで，この患者さんが患った病気がアルツハイマー病でないことが分かる．すなわち，脳の後方が侵され視空間性操作能力が障害されるアルツハイマー病では到底このような立体感のある絵は描けない．図11を参照されたい．

〔D：医者，P：患者，（ ）内は課題〕

<症例11>

D：利き手は右利きでしたね？
P：え？
D：あのー利き手
　　えー　あのー　右利きか左利きか　利き手
P：さー？
D：えー　おはしを持つ手はどちらですか？
P：はしを持つのは　はしを持つのは右　右手
P：かなづち？　分からん
D：ちょっと意味が分かりにくいですか

(物品の命名)
P：眼鏡ですか
D：えー　ちょっと違いますねー
　　これはどうやって使いますか？
P：顔をみたり
D：あーそうですね
　　これは　メガネじゃなしに　一番上に"カ"がつきます
　　カガ
P：カガメガネ　言うんですか？
D：カガ
P：分からん
D：カガ　カガミです

(物品の指示)
D：万年筆
P：これですか（鏡を指す）
D：ちょっとちがいますねー

（マリーの3枚の紙試験）
D：えー一番小さい紙　中くらいの紙
　　一番大きい紙を自分のポケットに入れてください
　　中くらいの紙を先生にください
　　一番小さい紙を丸めて捨ててください
P：（行為可能）
D：はい　そうですね　はいはい
（コース立方体課題）
P：こうですか
D：はい　そうですね　速いなあ！

　このように，利き手や金づちといった簡単な語の意味が分からない。復唱は難なく可能で，古典的には超皮質性感覚失語に相当する失語像である。

　すべての語の意味が分からないわけではなく，ハシや紙などの意味は分かり，個々の語の意味が分かる場合は，マリーの3枚の紙試験のような複雑な課題も難なくこなすことができる。これが，語の意味記憶の選択的な喪失と呼ばれる所以である。血管障害による超皮質性感覚失語では通常，課題が複雑になればなるほど聴理解は困難となる。

　鏡の命名のところで示されているように，物品の用途を説明することはでき，物品が何かは分かっており，物品の使用自体には支障はない。すなわち語の意味記憶の障害であって，物品そのものの意味記憶の障害ではない。

　鏡を眼鏡と言っているのは語性錯語とよばれる症状。また「カガ」のヒントを与えてもカガミとでないのが健忘失語との決定的相違点である。

〈症例12〉
（観念運動失行の検査課題）
D：あのー　敬礼の真似してください
P：え？

D：敬礼
P：ケイレイ？　何やろ
D：敬礼　敬礼　こうですね
P：これか
D：はい　はい　そうですね
P：これ　ケイレイ　こうするの？
D：敬礼ですね　それ
D：ほんなら先生　右手で「おいでおいで」してもらえますか
P：おいでは何？
D：おいでおいで
P：何すんの？おいでおいで
D：おいでおいでって　こう　こうです
P：あーこれか
D：あ　そうです　できますねー
　　はい今度は右手でねー先生　歯ブラシで歯を磨く真似してもらえますか
P：ハブ？　はみがき？
D：うん　あのー　だから　歯ブラシをちゃんと持って
P：ハブラシ？
D：ーを持って　それで
P：どうやろ　ハブラシは　どうすんの？
D：歯ブラシであのー歯を磨く
P：あーこれ　これこれ
D：そう　そう　そう
D：ほんなら　今度　右手でねー　櫛で髪をとかす真似をして頂けますか
　　あーそうですねー　そうですねー

(熟字訓の音読，意味理解)

P：ミッカヅキ
D：うん

P：あれどうしょう　あれ　あーあーあーどうしようかいな
　　あーあー　ミッカヅキはどうしようかいな　あーぼけた
　　もうそれは覚えてないからな
D：うん
P：ミッカヅキはどうしようかいな
D：見当たりませんか？
P：えー　もうこれでえいがな　どうしようかいな
　　えー　これいかんかなー　ミッカヅキは
　　どうしようかいな
P：ツマヨウコ　ツマヨウコ　これちゃうかなー
D：これ？
P：ツマノヨウコやから　これやろ　これ子供やからな
　　あー　これも子供　子供やからな　これどうしようかいな

（諺の補完，意味理解）

D：猿も木から
P：サル　サル？
D：ーは御存じないですか？　猿も木から　猿も木から落ちる
P：サルモキカラ　サルモ？　サル　サルはどうやろ？
　　サルモキカラオチル？
D：それ　先生　聞かれたことないですか？　初めてですか？
P：サルは　サル　サルはどうやろな？
D：先生　その　先生　その諺は御存じですか？
P：いぬはこれやろ
D：はいそうですね
P：なあ
D：どういう意味ですかねーそれ
　　諺いうのは先生　御存じですか　先生　諺
P：コトワザ　どうやろなー　先生知ってる？
D：先生　ちょっと分かりませんか　諺

あのー　猿も木から落ちるとか　弘法も筆の誤り
P：コウボウモフデノアヤマリ？
（比喩的文章の音読，意味理解）
D：ちょっと分かりませんか？
P：腹が立つや
D：これ　どういうことですかねー　これ
P：腹が立つは　ほれ
D：意味はどんな意味？
P：立つはほれ　こうやからな　どうしようかいな
　　腹はほれ　問題ないからな　立つはほれ　こう立つやからな
D：あ　そうですね
D：これは先生分かりますか
P：はらくろい　黒いことないがな　腹　黒いことないがな
D：黒いことない
P：黒はほれ　黒やからな　白も　あれ　青があるやろ

　症例11と同様，敬礼やおいでおいで，あるいは猿といった簡単な語の意味が理解できない。

　諺の補完課題の際に明瞭であるように，復唱は可能なのに意味が分からない。

　熟字訓の音読課題での読み誤りは，わが国では類音的錯読と呼ばれてきた症状で，英語圏の semantic dementia の症例で，surface dyslexia と呼ばれている症状に対応する。

　語の意味記憶の障害は名詞で顕著で，動詞や形容詞では比較的軽い。この傾向は比喩的文章の課題のところでもみられる。

　「腹が立つ」，「腹黒い」は個々の漢字の字義通りの意味にとってしまい，全体としての比喩的意味が理解できない。

　症例11，12で紹介した語の意味記憶の選択的な障害像を診た場合は，優位半球の側頭葉の病理，それも側頭葉優位型の葉性萎縮を考えていただきたい。

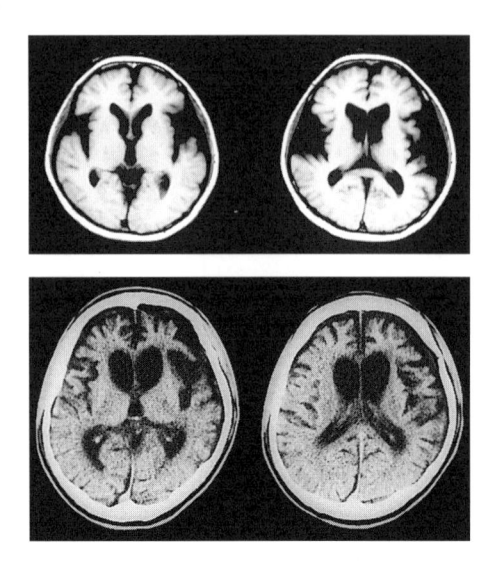

図24 脳奇形（上段）と脳萎縮（下段）。

なお図24上段に，しばしばピック病ないし限局性萎縮が疑われ，紹介されてくる方のお1人の形態画像を示す。確かにシルヴィウス裂周囲の実質が欠けている。ただし，図24下段の画像と比較していただきたい。図24下段ではシルヴィウス裂が開いているだけでなく，脳実質の萎縮のため周囲の脳回は縮みあがり，脳裂の開大が周辺にみられる。ところが図24上段では，周囲の脳実質には萎縮の所見はみられない。すなわち，これは脳奇形（anomaly）であり，実際この方には痴呆症状はまったくみられなかった。脳奇形は，それ程珍しいものではないので注意されたい。ちなみに，図24下段は症例12の症状が進行し側頭葉に加えて前頭葉もかなり痩せてきた時点の画像である。

索引

●欧文

Alois Alzheimer　55
amantadine　73
amantadine hydrochloride　73
anarthria　16
aniracetam　73
Arnold Pick　4
aspontaneity　51
Bálint　18
Broca area　14
bromperidol　74
brotizolam　74
clock watch　51
corticobasal degeneration, CBD　17, 35, 53, 57
Creutzfeldt-Jakob　43
declarative memory　32
dementia of frontal lobe type　55
Denkfaulheit　50
dissociation automatico-volantaire　37
donepezil　73
dynamic aphasia　52
dysarthria　16
état criblé　62
explicit memory　32
fluvoxamine　73
focal symptom　5
frontal lobe degeneration of non-Alzheimer type　55
frontal lobe degeneration type　55
frontotemporal dementia and parkinsonism linked to chromosome 17 (FTDP-17)　56
fronto-temporal dementia, FTD　56
fronto-temporal lobar degeneration, FTLD　56
Gehirnpathologie　4
Gerstmann　17
going my way behavior　50
haloperidol　74
Heschl gyri　17
Hodges　58
implicit memory　32
kinésie paradoxale　37
MacLean　22
——による三位一体の脳　23
Manchester と Lund　55
Mesulam　57
mirror sign　36
misidentification　40
motor neglect　16
motor neuron disease type　56
nicergoline　73
non-declarative memory　32
object vision　12
Oliver Sacks　37
Onari　55
paligraphie　51
palikinésie　51
palilalia, echolalia, stereotypic activity　51
palilalie　51
palilalie, écholalie, mutisme, amimie　51
PEMA 症候群　51
PES 症候群　51
Pick body　55
—— disease　57
posterior cortical atrophy　43
procedural memory　32
progressive isolated amnesia　41
progressive non-fluent aphasia, PA　56
progressive posterior cerebral dysfunction　43
risperidone　74

索引

roaming 15, 51
running away behavior 50
saving appearances behavior 30
semantic dementia, SD 56, 58
simple senile dementia 43
Snowden 58
spatial vision 12
Spatz 55
stehende Redensart 51
stereotypy 50
stimulus-bound behavior 50
subcortical dementia 63
system degeneration 61
tau 57
tauopathy 57
tiapride 74
umschriebenen Groβ hirnrinden-Atrophie 55
WAIS 24
wandering 14, 33, 51
Warrington 58
Wernicke 4
word meaning aphasia 52
zopiclon 74

●あ行

アナルトリー 16, 33, 52
アルツハイマー型痴呆 3
アルツハイマー病 2
―― で留意するポイント 69
―― とピック病の主要鑑別点 49
―― の形態・機能画像 7
―― の症候学 29
―― のバリント型のSPECT画像 44
井村恒郎 58
意図性保続 33
意味記憶障害 52
意味性痴呆 56, 58
―― の病像 58
うつと多幸 53
うつと妄想 40
ウェルニッケ失語 17, 33
ウェクスラー成人用知能検査（WAIS） 24
運動前野と補足運動野 37
運動ニューロン病型 56
運動無視 16
エピソード記憶の障害 31
大成 55

●か行

鏡現象 36
考え不精 50
間代性保続 33
緩徐進行性の道具障害例 41
環境依存症候群 26
観念運動失行 39
観念失行と観念運動失行 35
記憶の分類 32
局所症状と巣症状 5
クリューヴァー・ビューシー症候群 17
クロイツフェルト・ヤコブ病 43
空間視 12
空間的失見当 33
ケアの基本（痴呆の） 68
ゲルストマン症候群 17, 43
形態視 12
系統発生 22
健忘 31
顕在記憶 32
幻覚 40
限局性大脳皮質萎縮 55
個体発生（脳の） 22
語間代 33
語義失語 52, 59
―― と意味性痴呆 58
誤認 40
口唇傾向 17
巧緻運動の障害 36
行為障害の動揺のメカニズム 38
後頭葉 18
後頭連合野 12
後方型痴呆症候の理解 30
後方皮質萎縮症 43

構音障害　16
構成失行　14,34
　――と定位障害　34
　――の検査　35

●さ行
視覚的過注意　17
自動性と意図性の解離の現象　37
自動的行為と意識的行為の神経基盤　38
自発性の低下　51
時刻表的行動　51
色彩呼称障害　18
失行　53
　――と失認　33
失語　33,52
周徊　15
純粋失読　18
症状の動揺性　36
情緒障害　73
常同症状　50
進行性運動感覚障害　43
進行性後方大脳機能障害　43
進行性後方大脳機能不全　43
進行性孤立性健忘症　41
進行性失語症　43
進行性非流暢性失語　56
精神症状　40,53
精神病様症状　53
精神盲　17
潜在記憶　32
前頭側頭型痴呆　55,56
前頭側頭葉変性症　3,56
前頭葉　16

前頭葉―皮質下核神経回路網の各部位の障害による精神症状　63
前頭葉型痴呆　55
前頭葉症状を呈する病態の鑑別点　65
前頭葉早期障害型のSPECT画像　45
前頭葉早期障害例　44
前頭葉と皮質下核の三主要神経回路　64
前頭連合野　14
前方型痴呆症候の理解　48
前方型痴呆と後方型痴呆の全体的行動の変容のメカニズム　26
前方型変性性痴呆疾患の分類の変遷　54
巣症状　5
　――と道具障害　5
側頭葉　17
側頭連合野　13

●た行
立ち去り行動　50
対人接触の"もっともらしさ"　26
滞続言語　33,51
大脳基底核　22
大脳の機能解剖　13,15
大脳皮質下性痴呆　63
大脳皮質基底核変性症　17,35,53,57
大脳皮質の局所症状　16
脱抑制　50
知能　62

痴呆
　――のケア　67,68
　――の原因　2
　――の症候学的理解　27
　――の症候学の展開　4
　――の背景　2
痴呆疾患の記憶障害　69
痴呆性疾患の内訳　3
着衣失行　14,35
超皮質性感覚失語　33
陳述記憶　32
手続記憶　32
ドライバーとパター　39
取り繕い，場合わせ反応　26,30
頭頂葉　17
頭頂連合野　12
道具機能　14
道具障害　5

●な行
内的欲求（モチベーション）　38
脳解剖の基礎知識　12
脳機能の局在と脳機能の解体　14
脳血管性痴呆　2
　――の病型分類　60
脳の進化と発達　22
脳病理学　4
脳変性疾患の特殊性　61
脳梁　18
脳梁離断症状　18

索引

●は行
バリント症候群 18, 43
長谷川式簡易知能スケール 5
徘徊 14
—— と周徊 14
反復言語 51
反復行為 51
反復書字 51
ヒト脳における髄鞘発生 23
ヒト脳の成熟過程 24
ピック 55
ピック小体 55
ピック小体病 57
ピック病
—— で留意するポイント 70
—— と前頭側頭型痴呆 54
—— と脳血管性痴呆 60
—— と皮質下性痴呆 62
—— の形態・機能画像 7
—— の症候学 47
皮質性痴呆と皮質下性痴呆 63
皮質盲 18
非アルツハイマー型前頭葉変性症 55
非陳述記憶 32
被影響性の亢進 16, 26, 50
左半側空間無視と左手の不使用 35
ブローカ失語 16
ブローカ野 14
プライミング 32
ふざけ症 16
不眠 74
物体失認 18
篩状態 62
ヘシュル回 17
変性痴呆疾患の内訳 4
ホムンクルス 16
補足運動野 37

●ま行
マックリーン 22
モリア 16
物盗られ妄想 74

●や行
夜間譫妄 74
薬物療法 73
—— と看護・介護 71
葉性萎縮 57

●ら行
力動失語 52
レヴィ小体病 3, 40

●わ行
「我が道を行く」行動 26, 50

『神経心理学コレクション』

[近刊予定]
C. Bell 「表情を解剖する」(岡本 保 訳)
山鳥 重 「記憶の神経心理学」
入来篤史 「道具使用の神経心理学」